CRITERIUM

MANUEL ÉLÉMENTAIRE

DE

L'ASPIRANT MAGNÉTISEUR

OUVRAGES DE L'AUTEUR

————— ◇◈◇ —————

EXPLICATION

Des Phénomènes de seconde Vue et de Soustraction de Pensée

ÉDITION ÉPUISÉE.

———

INITIATION

AUX MYSTÈRES SECRETS

DE LA THÉORIE ET DE LA PRATIQUE DU MAGNÉTISME

———

Somnambulisme - Magnétisme

GUIDE DES INCRÉDULES

PARIS. — IMP. SIMON RAÇON ET COMP., RUE D'ERFURTH, 1

MAGNÉTISME-SOMNAMBULISME

MANUEL ÉLÉMENTAIRE

DE L'ASPIRANT

MAGNÉTISEUR

PAR

J.-A. GENTIL

MEMBRE DE LA LÉGION D'HONNEUR, ETC.

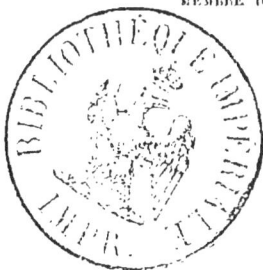

> Que m'importe que le préjugé crie,
> quand j'ai pour moi la raison?
> VOLTAIRE à D'ALEMBERT, 12 juillet 1762.

PARIS

E. DENTU, LIBRAIRE-ÉDITEUR

PALAIS-ROYAL, GALERIE VITRÉE, 13

ET CHEZ L'AUTEUR, 7, RUE DU 29 JUILLET,

En son Cabinet d'Expériences et de Consultations magnétiques.

1853

PRÉAMBULE.

OPINION DE FRANÇOIS ARAGO

SECRÉTAIRE PERPÉTUEL DE L'ACADÉMIE DES SCIENCES

TOUCHANT LE SOMNAMBULISME MODERNE.

Après avoir, dès 1847, lors de ma première publication qui eut lieu sous le titre de : *Explication des Phénomènes de seconde vue et de soustraction de pensée dont jouissent les somnambules lucides*, posé en système et avoir développé depuis, dans mes autres ouvrages, que tout est matière; que la substance universelle, dont tout émane, est tout à la fois chaleur, lumière, intelligence. et que c'est à son principe calorique qu'elle doit sa puissance de pénétrabilité dans toutes choses qu'elle éclaire, faisant ainsi que l'opacité des corps n'est que relative; que c'est à la radiation de ce même principe calorique et pénétratif que nous devons de porter *partout la lu-*

1

mière en notre état de somnambulisme lucide et de la rencontrer partout, ce qui nous permet de tout voir; j'ai dû me sentir extrêmement heureux en lisant les lignes suivantes dans le feuilleton scientifique du journal *la Presse* du mardi 25 janvier 1853 :

MAGNÉTISME ANIMAL.

Tout le monde sait que Sylvain Bailly est auteur d'un rapport sur le magnétisme animal, écrit au nom d'une commission dont Franklin et Lavoisier faisaient partie, et que ce rapport conclut contre Mesmer et ses adhérents.

Dans la biographie de Bailly qu'il vient de livrer au public, M. Arago, après avoir analysé et approuvé le rapport du célèbre académicien, fait remarquer avec raison qu'on n'a pas le droit d'invoquer ce travail contre le *somnambulisme moderne*, la plupart des phénomènes groupés autour de ce nom *n'étant ni connus, ni annoncés en* 1783. Après avoir fait cette loyale réserve, il entre sur la question même du somnambulisme et sur la conduite que tout vrai savant doit tenir à l'égard des partisans du magnétisme, dans des considérations que nous demandons la permission de reproduire :

« Je ne saurais, dit l'illustre secrétaire de l'Académie, approuver le mystère dont s'enveloppent les savants sérieux qui vont assister aujourd'hui à des expériences de somnambulisme. Le *doute* est une preuve de modestie, et il a rarement nui au progrès des sciences. On n'en pourrait pas dire autant de l'*incrédulité*. Celui qui, en dehors des mathématiques pures, prononce le mot *impossible*, manque de prudence. La réserve est surtout un devoir quand il s'agit de l'organisation animale.

« Nos sens, malgré plus de vingt-quatre siècles d'études,

d'observations, de recherches, sont loin d'être un sujet épuisé.
Voyez, par exemple, l'oreille. Un physicien célèbre, M. Wollaston, s'en occupe ; aussitôt nous apprenons qu'avec *une
égale sensibilité*, relativement aux sons graves, tel individu
entend les sons aigus, et tel autre ne les entend pas du tout ;
et il devient avéré que certains hommes, avec des organes parfaitement sains, n'entendirent jamais le grillon des cheminées,
ne se doutèrent point que les chauves-souris poussent souvent
des cris très-aigus, et, l'attention une fois éveillée sur ces
singuliers résultats, des observateurs ont trouvé des différences
de sensibilité les plus étranges entre leur oreille droite et leur
oreille gauche, etc., etc.

« La vision offre des phénomènes non moins curieux et un
champ de recherches infiniment plus vaste encore. L'expérience a prouvé, par exemple, qu'il existe des personnes absolument aveugles pour certaines couleurs, telle que le rouge,
et qui jouissent d'une vision parfaite relativement au jaune,
au vert et au bleu. Si le système *newtonien* de l'émission est
vrai, il faut irrévocablement admettre qu'un rayon cesse d'être
lumière dès qu'on augmente ou qu'on diminue sa vitesse d'un
dix millième. De là découlent ces conjectures naturelles et
bien dignes d'un examen expérimental : les hommes ne voient
pas tous par les mêmes rayons ; des différences tranchées peuvent exister à cet égard chez le même individu, dans des états
nerveux divers ; il est possible que les rayons *calorifiques*, les
rayons obscurs de l'un soient les rayons lumineux de l'autre
et réciproquement ; les rayons *calorifiques* traversent librement certaines substances dites *diathermanes ;* ces substances
jusqu'ici avaient été appelées opaques, parce qu'elles ne transmettent aucun rayon communément lumineux ; aujourd'hui,
les mots *opaque* et *diathermane* n'ont rien d'absolu. Les
corps *diathermanes* laissent passer les rayons qui constituent

la lumière de celui-ci : ils arrêtent, au contraire, les rayons formant la lumière de celui-là. Peut-être trouvera-t-on sur cette voie la raison de plusieurs phénomènes restés jusqu'ici sans explication plausible.

« Rien dans les merveilles du somnambulisme ne soulevait plus de doutes qu'une assertion très-souvent reproduite, touchant la propriété dont jouiraient certaines personnes, à l'état de crise, de déchiffrer une lettre, à distance, avec le pied, avec la nuque, avec l'estomac. Le mot *impossible* semblait ici complétement légitime. Je ne doute pas, néanmoins, que les esprits rigides ne le retirent, après avoir réfléchi aux ingénieuses expériences dans lesquelles Moser produit aussi à distance des images très-nettes de toutes sortes d'objets, sur toutes sortes de corps, *et dans la plus complète obscurité.*

« En se rappelant encore dans quelle proportion énorme les actions électriques ou magnétiques augmentent par l'acte du mouvement, on sera moins enclin à prendre en dérision les gestes rapides des magnétiseurs.

« En consignant ici ces réflexions développées, j'ai voulu montrer que le *somnambulisme* ne doit pas être rejeté *a priori*, surtout pour ceux qui se sont tenus au courant des derniers progrès des sciences physiques. »

Après toutes les critiques plus ou moins acerbes, violentes et systématiques de ce qu'on est convenu d'appeler les corps savants, cette opinion émise par M. Arago, l'homme qu'à juste titre on regarde à cette époque comme le plus considérable du monde entier ; cette opinion est d'un grand poids et elle sera hautement appréciée par tous les amis de la science, aussi bien par rapport à la science elle-même que par rapport à l'illustre savant qui en est le plus éminent représentant ; car, poussés au point où ils sont, définis comme ils le sont aujourd'hui, avoir nié le magnétisme animal et le *somnambulisme moderne* ou ne les avoir pas affirmés, avant sa dernière heure, c'eût été une tache égale à la mémoire d'un savant aussi justement renommé.

Cette opinion est un pas immense ; elle ébranlera certainement toute la phalange académique, et dès ce moment magnétisme et somnambulisme entreront dans de nouvelles phases. Quant à ce qui me concerne particulièrement, bien que je ne doive considérer cette même opinion que comme un premier pas, que comme un simple rapprochement de mon système, dès longtemps émis et développé, j'y vois un encouragement fort grand à y persévérer.

J. A. GENTIL.

1.

INTRODUCTION.

Par l'étude raisonnée et approfondie du magnétisme, l'homme, les pieds sur ce monde
qu'il contemplera chaque jour avec une admiration croissante, portera cependant si haut sa
noble tête et projettera si loin son perçant regard, qu'il arrivera bientôt à connaître la raison
d'être de tout ce qui est, à saisir les rapports de
toutes choses entre elles, et à en apercevoir
l'utilité à ce point que dans tout atome éclatera
pour lui la majesté sublime du souverain maître
de la nature, que partout il lui faudra chérir et
adorer.

20 janvier 1853.

Cher petit livre, toi, le confident de mes pensées, de
mes doutes et de mes études, tu vas donc enfin paraître,
tu vas donc paraître, toi, qui depuis six ans au moins es
déjà né et n'as pas encore vu le jour; toi, que des évé-
nements se développant soudain et m'enivrant de bonheur m'avaient fait négliger de produire...

Tu vas paraître, enfin, et il ne me reste plus, en ces
jours de si grande tristesse, si profondément ressentie,
qu'à signer ta feuille de départ.

Mais que ce jour est douloureux pour moi, et combien en ce moment même mon cœur est navré... Autrefois, produire un livre était jour de bonheur pour l'homme favorisé de cet avantage : ses amis informés à l'avance, et pour qui nulle page n'était restée secrète, prenaient part à sa joie. Où sont les miens aujourd'hui?... Les plus heureux ne sont plus ; d'autres, l'esprit continuellement tendu vers l'avenir, gémissent sous le poids de la prison ou même de l'exil, et c'est à peine si, en leur absence, et au sein du vide qui s'est fait autour de moi, je puis renouer les souvenirs qui me restent d'une autre époque !...

Quel accueil t'attend donc, cher petit livre, à qui le malheur des temps va servir de parrain ; en quel moment vas-tu prendre ton essor, et quelle opinion laisseras-tu derrière toi?...

Oh ! je n'ai point souci de l'opinion des philosophes, ni de ces hommes à renom d'esprit, qui sont encore la grande âme, à l'heure qu'il est, plus ou moins muette de la France. Oh ! non, lorsque ma pensée se reporte vers ceux-là, tu n'es pas pour moi le saule que je plante sur le tombeau de mes espérances, que rien, eux vivants, ne saurait éteindre :... près d'eux et par eux, je le sais, je le sens, tu feras ton chemin, mon cher petit livre. Je n'ai pas davantage souci. absolument étranger que je suis désormais à tout ce qui se passe en dehors de mon cabinet, je n'ai pas davantage souci de ceux qui, s'armant de vieux ciseaux monarchiques, peuvent, selon leur gré, effleurer ou rogner. L'intelligence, assurément, se manifeste encore quelque part, et, sous Charles X lui-même, n'a-t-on

pas vu, maintes fois, combien le tant spirituel Martignac
savait se montrer richement en fonds ? Ceux donc que je
redoute au jour de ton apparition, ce sont les hypocrites ;
ce sont ces apostats qui, la parole toujours retentissante
de dévouement, feignent d'épier tout en flairant sans cesse
d'où vient le vent, afin d'être constamment des premiers à
trahir, sitôt que semble changer la fortune. Ceux-là, dont
la médisance ne te fera point de grâce, concourront, je
le sais bien, à te multiplier ; mais ils s'efforceront en
même temps à pervertir et dénaturer mes intentions.

Mon but, mon seul but en publiant ce livre, qui n'est
autre que la seconde partie de mon *Guide des incrédules*,
qui a paru à la fin de 1852, est de rattacher l'homme à
Dieu, à son semblable, et à lui-même ; mais à un Dieu en
rapport avec notre siècle, c'est-à-dire intelligible et intelligent, et non mystérieux et mystique. Mon but est de
moraliser en remuant profondément les âmes, à l'effet
d'appeler chacun à se diriger et se concentrer dans l'é-
tude de questions neuves, dont l'élargissement intéresse
au plus haut point la société ; mon but, enfin, est d'arracher les masses surtout au sentiment de l'égoïsme, qui
tend de plus en plus à les pénétrer fatalement, comme il
a pénétré bien des couches supérieures, et de les distraire,
en faveur de l'étude et d'une foi ravivée, de ces appétences matérielles dont l'idée seule les enivre trop souvent
d'une volupté aussi grossière qu'effrayante pour la raison
et la perspicacité humaine.

Le malheur de la situation présente tient à ce que, par
trop indifférents au bien-être des masses, et ayant négligé

de développer leur intelligence et de les constituer dans la satisfaction des jouissances intellectuelles et morales, certains hommes, ayant mission de les diriger, ont permis que, tourmentées par l'influence de l'esprit d'imitation. elles tournassent trop tôt leurs vues vers la satisfaction des jouissances matérielles.

Le malheur de la situation prochaine tiendra à ce que l'on aura donné aux masses beaucoup trop de gages du désir que l'on témoigne d'assouvir leurs besoins de jouissances matérielles avant d'avoir suffisamment songé à en refréner les désirs, en les constituant, par une éducation libérale et obligatoire qui développerait leur intelligence, dans la satisfaction des jouissances morales.

Aujourd'hui et demain, aussi bien comme hier, les masses, *vile multitude*. à peu d'exceptions près, vil troupeau dépourvu d'intelligence et de discipline, abruties par d'odieux ministres du dernier règne, seront à celui qui, faisant miroiter une apparence de certitude à leurs yeux, leur promettra de doubler leur pitance. Alors, pour courir à lui et le sacrer du titre de chef, on les verra de nouveau, oublieuses du dévouement, fouler aux pieds le nom. quelque retentissant qu'il ait été, de celui dont la la veille elles léchaient la botte.

Le développement des sentiments moraux, dérivant d'une éducation libérale largement empreinte d'une philosophie étayée d'idées profondément chrétiennes. étreignant l'humanité dans un ardent et fraternel embrassement, pourra seul atténuer les désastreux effets, en un avenir prochain. de cette épouvantable épidémie d'appétences matérielles, qui ronge et gangrène aujourd'hui le cœur des masses.

Le désir du bien-être matériel ne doit jamais être, chez un peuple, que la conséquence du développement *simultané* de l'intelligence; et le développement du sens moral, sous l'influence de l'accroissement continu de l'intelligence, doit être le thermomètre des satisfactions matérielles. C'est le contraire qui a lieu présentement, et il faut forcément opposer une forte digue aux manifestations de l'état actuel, en contraignant les masses à l'éducation et au développement des sentiments moraux.

Bien des gens d'un esprit faible pensent que l'étude et la pratique du magnétisme sont choses antireligieuses, et il se trouve malheureusement des hommes qui, toujours disposés à exploiter la crédulité d'esprit et à étouffer le développement de toute science, s'attachent à propager de semblables idées. Loin cependant que la connaissance du magnétisme soit subversive des principes religieux, elle tend, au contraire, à les développer puissamment, et son étude approfondie y ramène invinciblement les plus sceptiques, en élevant continuellement leur âme vers le maître de la nature.

Il est vrai que de là à l'adoption des dogmes de telle ou telle des différentes religions pratiquées en ce monde, il y a loin; et s'il est également vrai, ainsi que l'a dit un citoyen dévoué, pour la réhabilitation duquel la France libre et mieux éclairée élèvera un jour des monuments; s'il est vrai que la religion n'existant pas il faudrait l'inventer; si, d'autre part, l'humanité doit des lieux d'asile aux cœurs affligés dont l'aspect de notre société accroît l'infortune, je crois pouvoir dire aussi, en toute vérité, que l'esprit sain de la philosophie s'accordant avec la bienfaisante morale de toutes les religions, quiconque est sincèrement philosophe peut se passer d'être exclusivement de telle ou telle religion ; car, puisant dans chacune son esprit de sagesse, il arrive à les dominer toutes par leur essence même.

La postérité honorera longtemps encore ces hommes éminents dont l'antiquité fut le berceau, et qui, au déclin du paganisme, que sapait impitoyablement une religion nouvelle, doutant de tout, trouvèrent en eux, qu'éclairait la philosophie, des mobiles de conduite tels, qu'ils firent chérir leur passage en ce monde et honorer leur mort de regrets universels.

A l'effet de contraindre les plus impitoyables de notre époque à voir que l'on peut être tout à la fois philosophe et homme de bien, je ne puis résister au plaisir de transcrire, avant d'entrer en matière, ces quelques vers charmants que l'admirable et bienfaisant empereur Adrien, mourant en l'an de Rome 891, et de notre ère 138, traçait sur son lit de mort.

Il fallait qu'il eût vécu essentiellement épris de l'amour du bien et de la sagesse pour jouir, à cette heure suprême, d'autant de sérénité que le sujet en comporte ; car il serait barbare d'en demander autant à celui qu'à pareil moment assiégerait la crainte ou les remords.

> Animula vagula, blandula,
> Hospes, comes que corporis,

Quæ nunc abibis in loca,
Pallidula, rigida, nudula?
Nec ut soles, dabis jocos.

Ma petite âme, ma mignonne!
Tu t'en vas donc, ma fille, et Dieu sache où tu vas;
Tu pars seulette et tremblottante : hélas !
Que deviendra ton humeur folichonne?
Que deviendront tant de jolis ébats (1) ?

Ma petite âme si charmante...., toi, mon hôte et compagne, voltigeant çà et là, dans quel lieu te rends-tu maintenant que pâle et glacée tu pars privée de moi?... Ah ! c'en est fait de nos joies habituelles.

(1) Toulotte. *Histoire philosophique des empereurs romains.*

MAGNÉTISME-SOMNAMBULISME

CRITERIUM

CHAPITRE PREMIER.

EXPANSIBILITÉ DU FLUIDE MAGNÉTIQUE.

N'ayant pas la prétention d'écrire pour ceux qui savent, et surtout pour ceux qui savent infiniment mieux que moi, et que j'écoute toujours avec un aussi profond intérêt que religieux respect, je vais essayer de faire comprendre à ceux qui ignorent absolument, — et malheureusement c'est encore le plus grand nombre, aussi est-ce pour cela que j'écris, — je vais essayer de leur faire comprendre par voie de comparaison, et par une exposition simple, ce que peut être la mesure d'expansibilité du fluide magnétique. Fluide—je l'ai répété bien des fois et le répéterai bien souvent encore dans le cours de cet ouvrage— calorique, lumineux et intelligent ; intelligent, surtout lorsqu'il est sécrété par les organes cérébraux.

Chacun a entendu parler de l'excessive et incommensurable élasticité, ou puissance de dilatation des fluides, et conséquemment du fluide lumineux que je vais prendre pour terme de comparaison.

Aussi bien comme peut être latente la force d'expansibilité de la lumière, aussi bien est souvent latente chez l'homme la puissance d'expansibilité du fluide vital, se développant sous l'influence de l'action magnétique : cela, nous ne pouvons pas toujours le démontrer physiquement, nous autres magnétiseurs, nourris d'observations ; les instruments nous manquent pour rendre la chose tangible aux incrédules et aux ignorants ; mais la conviction est en nous, et pour nous faire comprendre, nous ne pouvons souvent, à l'heure qu'il est, nous exprimer que par comparaison.

Supposons donc une bougie allumée et renfermée dans une étroite et commune lanterne, dont les verres auront été entièrement recouverts d'une épaisse et sombre couche de peinture ; la bougie brûlera, elle éclairera parfaitement l'intérieur de la lanterne, mais chacun a déjà compris où va s'arrêter la projection du fluide lumineux ; cette lanterne, disons-le en passant—c'est l'image de beaucoup d'hommes dont l'intelligence ne s'étend pas au delà de leur périphérie !...

Que je retire cette bougie de ma lanterne et que je la place au centre d'un tonneau, les parois du tonneau seront encore éclairées parfaitement ; et si je la place au milieu de mon cabinet de travail, au milieu même d'un salon. quelque grand qu'il soit, elle en éclairera suffisamment les parois pour qu'on ne coure aucun risque de se heurter contre les murs : ainsi le somnambule fait rayonner autour de lui son fluide lumineux, mais ce n'est rien encore.

Si je veux savoir, à en juger par mes yeux tels quels, quelle peut être la puissance de dilatation du fluide lumineux projeté par ce faible point, je puis, lors d'une nuit noire, mais exempte de brouillard, plaçant cette bougie près la vitre d'une fenêtre d'une habitation sise sur un point culminant, m'éloigner dans la campagne en suivant la direction de cette lumière, et, me retournant de temps en temps, ce ne sera que là où je m'arrêterai, cessant d'en apercevoir la moindre lueur, que je pourrai dire que, pour moi, s'arrête la puissance d'expansibilité du fluide lumineux projeté par ce faible point. J'aurai fait plusieurs lieues, et, quel qu'en soit le nombre, je pourrai me dire, tout en m'efforçant à regagner ma maison, qu'avec des yeux plus exercés que les miens, une vue meilleure et sous un ciel encore plus pur, j'aurais pu être exposé à faire beaucoup plus de chemin. Eh bien ! lorsque je mesurerai l'étendue du

2.

chemin parcouru — et tant est grande la puissance
de dilatation du fluide vital chez les somnambules —
je n'aurai pas encore acquis une idée plus complète
de la puissance d'expansibilité de ce fluide, lorsqu'il
s'agit pour un sujet de le propulser vers un point
éloigné, que l'enfant qui, ayant renversé d'un souffle
le plus grand décor de son petit THÉATRE, lançant ensuite un caillou contre un roc gigantesque qu'il voudrait culbuter, n'a l'idée de la force qu'il faudrait
dépenser pour renverser ce roc.

MÉDITATION.

DE LA MARCHE NÉCESSAIRE DU PROGRÈS.

L'esprit des hommes sensés, des hommes de bien, tend, il est certain, constamment vers le mieux ; ils sont progressistes instinctivement, mais ils veulent, je le suppose, le progrès lent, sage, modéré ; ils veulent que les évolutions soient mesurées, mais enfin ils ne se résignent pas à être *bornes ;* ils sont au moins évolutionnaires.

Que si dans sa marche, quelque graduée qu'elle soit, un corps quelconque, pour lequel le mouvement qui doit le développer est devenu une nécessité, se trouve arrêté par un obstacle qui lui est opposé, il demeure ; il demeure jusqu'à ce que les lois de la force qui lui est particulière l'aient conduit à rompre l'obstacle qui lui était opposé, et aussitôt le désordre devient manifeste.

Telle est l'histoire des révolutions ; elles ne font jamais que succéder aux évolutions entravées, et c'est où nous tendons, en médecine aussi bien comme..... en beaucoup d'autres choses.

CHAPITRE II.

Je suis forcé de poser en fait que bien peu de gens savent s'apprécier, et, par suite, se connaître

(1) N'ayant jamais cessé, depuis ma conversion au magnétisme, de porter à cette science l'intérêt le plus vif, et voyant que la Révolution de février en avait considérablement détourné les esprits, je voulus, vers la fin de 1848, essayer d'y ramener certain public, et, à cet effet, *je donnai* à un libraire, décédé depuis, un manuscrit intitulé : *Initiation aux mystères de la théorie et de la pratique du magnétisme*. Ce manuscrit *donné* devait être édité avec soin et vendu bon marché, afin de pouvoir être épuisé promptement. L'esprit spéculatif de mon libraire en décida autrement; il édita fort mal et vendit fort cher, et j'eus en outre la douleur de voir chaque volume souillé d'un *spécimen* d'ouvrages dont les titres étaient tellement honteux, que je me pris à en rougir. Il va sans dire que j'ai dû éviter de concourir à la vente de cet ouvrage, dont aujourd'hui j'extrais certains chapitres revus et étendus, lésquels, classés avec soin, contribueront à faire de ce volume un *Manuel élémentaire* complet.

tant au moral qu'au physique, et pourtant rien n'est plus facile.... Si néanmoins l'homme se montre à ce point ignorant de lui-même, c'est tout simplement que bien peu veulent prendre la peine de s'étudier; car certainement qui se cherche se trouve, et finit par se comprendre et se savoir.

Mais est-ce bien à tout moment de la vie qu'il est facile à l'homme de s'étudier? Non. Pour cela il faut être disposé à la méditation, au recueillement profond; il faut pouvoir replier sur soi et en soi la vie qui s'use en s'expandant continuellement au dehors. Dès lors on comprend que ce n'est pas précisément à vingt ans, âge auquel il y a exubérance excessive de vitalité, besoin extrême de tout voir et de s'immiscer en tout, désir immodéré de plaisir et sensations diverses. Ce n'est pas évidemment à cet âge que l'homme peut se sentir porté vers l'étude méditative et le recueillement; il ne peut se replier en lui-même, tant il brûle du désir de jouir de ce qui est hors de lui.

Ce n'est pas tout, et à cela il faut ajouter le chapitre des nécessités! Combien sont enclins à la méditation et ne peuvent s'y livrer!... Le besoin les presse, leur temps est consacré tout entier à l'impérative obligation de réaliser, par un moyen ou par un autre, l'argent, seule chose à l'aide de laquelle on puisse aujourd'hui acquérir le droit de satisfaire

à ces nécessités d'une existence qui nous fut donnée, le plus souvent, sans argent pour l'alimenter.
Que si parfois on arrive à pouvoir suffire, à force de
labeur, à ce qu'exigent les seuls besoins impératifs,
les plaisirs et le repos nous invitent à nous distraire
de la monotonie d'un travail forcé, et le quart d'heure
de la méditation tinte bien rarement à nos oreilles,
trop souvent abasourdies par le continuel retour des
cris de la nécessité dont l'écho étant partout, le
retentissement nous poursuit au milieu de nos rares
instants de plaisir ou de repos. *Sicut nos et sicut
vobis*.

Qui plus est, ce n'est pas sans surprise que
l'homme observateur voit combien, parmi les gens
qui sont écoutés avec ravissement, lorsqu'ils s'ex-
priment touchant les choses qu'ils ont longuement
étudiées, combien, dis-je, il s'en rencontre peu qui
semblent pourvus d'une intelligence vaste, générale
et susceptible d'embrasser toutes choses. Ainsi, que
cela tienne de leur part à un long besoin d'incuba-
tion d'une idée nouvelle, d'un fait nouveau, ou que
cela dérive de préjugés résultant d'une éducation
première et trop profondément enracinés, on verra
très-souvent ces mêmes hommes qui, loin de pouvoir immédiatement saisir, développer, élargir une
idée nouvelle, s'arrêteront troublés, hors d'eux-
mêmes, devant l'expression de celle qu'ils n'auront

pas longuement élaborée, et à l'encontre de l'accep-
tation de laquelle ils opposeront une foule de non-
sens et de contradictions qui les feront se démentir
à tout instant. Vraiment, lorsque je suis témoin de
tels contrastes, je me sens tenté de comparer ces
hommes, en qui réside pourtant un mérite réel, à
ces hardis et fringants chevaux, bons coureurs du
reste, que la nuit on verra en rase campagne s'arrêter, se cabrer devant le moindre ruisseau dont les
rayons de la lune argenteront les ondes. Relativement aux uns et aux autres, que de vigueur, que
d'assurance ou que de patience il faudra déployer
pour triompher de la résistance !...

Avant d'apprendre à magnétiser, et par conséquent
à faire usage du *fluide magnétique*, essayons de connaître ce qu'est ce fluide communément appelé
fluide nerveux. Je vais essentiellement parler au
point de vue de l'intelligence des masses.

Tous les corps, quels qu'ils soient, tous les
fluides mêmes, sont pourvus d'une chaleur qui leur
est relative et que l'on peut appeler leur chaleur
propre, ou chaleur particulière à chacun d'eux. Que
ces corps soient de glace, de métal ou de bois, cette
chaleur peut, par des moyens physiques, artificiels
ou naturels, être accrue ou diminuée; et c'est toujours la moyenne de la température qui est la base
régulatrice de la chaleur normale.

Que si, en plein midi, nous sortons un marbre. un objet quelconque de notre appartement pour l'exposer à un soleil ardent, bientôt ce marbre, recevant l'impression des rayons solaires, s'échauffe graduellement, et arrive, par ce fait, à être pourvu d'une chaleur que l'instant d'auparavant il ne lui était pas donné d'avoir : il a de la chaleur en plus.

Que nous posions un fer froid sur des charbons ardents, ou que nous fassions rougir un boulet à une forge, nous donnons à ce fer, à ce boulet, de la chaleur en plus, laquelle, les ayant pénétrés par degrés, sera, en raison de leur volume, plus ou moins longtemps radiée par eux dans l'étendue de leur puissance de rayonnement, et ne les abandonnera qu'insensiblement, à moins que par des moyens physiques il ne nous plaise de les refroidir précipitamment. Mais il n'en demeure pas moins avéré que nous pouvons, selon notre volonté et par des moyens faciles, accroître ou diminuer l'état de chaleur normale particulière aux différents corps, et que toute addition de chaleur devient en eux de la chaleur en plus, une force en plus, une puissance d'action plus étendue, aussi bien que toute augmentation de ce que nous appelons froid devient de la chaleur en moins, de la force en moins.

Eh bien ! lorsque, pourvus de la chaleur qui nous est propre, laquelle, en raison de la précipitation

du mouvement, devient parfois chez certains d'entre
nous d'une excessive expansion ; lorsque, dans cet
état, nous rencontrons soit notre ami, soit notre enfant, dont les mains sont engourdies par l'intensité
du froid, que faisons-nous en pressant ses mains dans
les nôtres, et le faisant au besoin asseoir ou coucher
auprès de nous ? Nous apportons en lui de la chaleur en plus, chaleur qu'il ne possédait pas l'instant
d'auparavant, chaleur qui s'était expandue dans l'immensité, aussi bien comme la nôtre allait s'y expandre si nous ne l'eussions rencontré pour, nous rapprochant de lui, le pénétrer, l'imprégner de notre
radiation calorique. C'est donc, en un mot, de la
chaleur en plus que nous avons déversée sur lui, et
dont il se trouve au moins imprégné sinon saturé ;
et cette chaleur, émanant bien certainement de nous,
portait en lui la force, l'arome et le principe de vitalité plus ou moins pur qui lui était inhérent. Mais,
comme tout ce qui émane de nous par radiation calorique participe de notre intelligence en émanant à
la fois de toutes les parties quelconques de notre être
par voie d'élaboration continuelle de toutes les parties qui nous constituent, a été élaboré en nous et
participe de notre intelligence, cette chaleur porte en
lui tout à la fois notre principe de vitalité et d'intelligence, qui ne peut tendre qu'à augmenter, déployer,
étendre davantage le principe de vitalité et d'intelli-

3

gence demeuré en lui en quelque somme que ce soit.

Que, si je veux constater la chaleur qui est inhérente à mon corps, et dont la radiation s'effectue à chaque instant, il ne m'est pas précisément nécessaire de saisir un thermomètre, non plus que de voir de combien j'élèverai sa température en soufflant dessus l'air chaud qui se dégagera de mes poumons; je porte simplement la main sur telle ou telle partie de mon individu, et il suffit du plus ou moins de dilatation ou de resserrement de l'épiderme pour comprendre que, la chaleur ayant d'ailleurs été constatée partout, elle se dégage cependant plus abondamment là où l'épiderme est d'autant plus dilaté.

Qu'il me plaise maintenant, si je n'ai pas l'habitude de la flanelle, d'en recouvrir telle ou telle partie de mon corps, les tissus de laine jouissant de l'avantage de pouvoir retenir et concentrer en eux plus de chaleur que n'en conservent ceux de fil, je ressentirai bientôt plus de chaleur que je n'en ressens habituellement. Ce sera bien autre chose si, par exemple, je recouvre cette flanelle d'un taffetas gommé et difficilement perméable ; cette chaleur qui, en l'absence de ces appareils, s'échappait de moi par tous les pores de mon être, et s'expandait à l'état fluidique, se condensera et sera ramenée à l'état liquide. Ce même effet a lieu toutes les fois que, fermant la main durant quelques instants, je veux concentrer, dans la cavité que je crée, la chaleur qui s'échappe de la paume de la main : bientôt, l'épiderme se dilatant sous l'influence d'une chaleur croissante et continue, j'arrive à voir le dedans de ma main mouillé d'une sueur qui n'est autre chose que la condensation de mon fluide vital, s'échappant sans cesse et se renouvelant de même en tant que je jouis d'une santé parfaite.

La chaleur est donc en nous ; nous la puisons dans l'atmosphère où elle est en principe ; elle est dans une proportion mesurée inhérente à notre nature, et c'est par suite de la continuelle circulation du sang qu'elle se développe du centre à la circonférence. Cependant, quoique inhérente à nous dans une proportion mesurée, nous la sentons s'accroître ou diminuer suivant que nous nous plaçons dans l'inaction ou le mouvement. L'habitude de l'inaction tendrait à en diminuer la somme nécessaire et nous affaiblirait à la longue ; le mouvement excessif, activant la circulation outre mesure, la fait se développer et s'expandre en trop grande abondance, ce qui nous affaiblit également : aussi ne faut-il à l'homme qu'un exercice modéré, s'il veut éviter de placer son être dans la désharmonie.

Examinons maintenant quel est l'effet que peut produire notre fluide sur l'organisme de ceux que nous nous efforçons à en imprégner.

J'ai dit plus haut que tous les corps quels qu'ils fussent, solides ou liquides, les fluides mêmes, étaient pourvus d'une chaleur relative que l'on pourrait appeler chaleur normale ; j'ajouterai maintenant que toute chaleur qui se dégage d'un corps quel qu'il soit emporte avec elle une saturation aromatisée par les éléments constitutifs de la chose même dont elle se dégage ; car toute chose porte en elle un principe et un arome qui lui sont particuliers. L'eau elle-même, prise en masse, a son arome que nous reconnaissons, et, en outre, il n'est pas un liquide, quelque épuré qu'il soit, qui, étant agité, ne finisse par s'échauffer, fermenter et ne dégage des gaz qui seront autant de fluides aromatiques plus ou moins facilement saisissables à l'odorat.

A bien plus forte raison se dégage-t-il des gaz ou fluides aromatiques des liquides dont les combinaisons sont telles, que, sans même les agiter, ils se trouvent participer d'une si grande puissance de fermentation, qu'il devient impossible de supporter sans perturbation l'influence de leurs émanations, tant elles sont fortes et abondantes. C'est ainsi que l'odeur du sang est particulièrement influente sur beaucoup d'entre nous, alors même que, déjà reposé quelques instants et provenant d'une saignée faite immédiatement à un homme bien portant, il n'aurait pas encore eu le temps d'entrer en décomposition.

Eh bien ! ce même sang circulant dans nos veines porte avec lui l'arome (1) qui lui est particulier, le-

(1) En écrivant, je n'ai d'autre but que de faire comprendre et répandre mes idées, et toutes les fois que tantôt par absence de souvenir des mots consacrés, et tantôt aussi parce que ces mots présents à ma pensée ne rendront pas suffisamment ce que je voudrais qu'ils disent, je me verrai contraint à en étendre le sens. C'est ainsi qu'en ce moment, au lieu d'employer l'un ou l'autre des mots, odeur, odoriférant, senteur, etc., je préfère employer le mot arome, dérivant du mot grec αρωμα qui signifie parfum; vu qu'à mon point de vue le mot arome semble emporter toujours avec lui l'idée d'une émanation, sinon toujours agréable, du moins nullement désagréable, tandis que les mots odeur et senteur emportent assez souvent avec eux l'idée d'une émanation détestable. Or, pour les sujets somnambules magnétiques, êtres souvent débiles et souvent étiolés, le fluide humain, *sainement élaboré*, emporte toujours avec lui un principe agréable qu'ils s'assimilent sans cesse et qui les soutient; pour eux, l'air vif et pur se trouve trop chargé de molécules riches et leur est généralement préjudiciable; n'ayant pas la force de l'élaborer et de s'en assimiler les molécules après l'avoir aspiré, l'air qui, passant par des organes humains, a déjà subi une sorte de chimification, leur est plus favorable, et c'est pour cela que nous arrivons si facilement à les enivrer de notre substance fluide, dont l'odeur leur plaît toujours et convient à ce point à leur nature, que, placés au sein de l'air ambiant, ils s'assimilent sans cesse, à leur insu, les molécules de la substance universelle récemment élaborée par nous. Le fluide humain, pour de tels sujets, a donc continuellement, lorsqu'il est sainement élaboré, un parfum

3.

quel arome se dégage, s'expand au dehors de nous,
mêlé à d'autres aromes qui se dégagent aussi par
suite de la chaleur que développe en nous le mouvement, accompagné ou non d'intention, de volonté.
Et lorsque, la volonté aidant, nous projetons sur
un sujet notre chaleur qui, en le pénétrant, est déjà
en lui quelque chose en plus, cette chaleur étant
aromatique, et tout ce qui émane de nous ayant été
élaboré en nous et participant de nous, tant sous
l'aspect matériel que sous l'aspect intentionnel et
intelligent, le sujet que pénètre notre arome reçoit
en même temps en lui une part de nos mobiles in-
tentionnels, insuffisante d'abord pour influencer son
état physique et son état moral, tant sa nature propre et individuelle est puissante en lui-même; mais
néanmoins suffisante, à force d'addition et de saturation, pour aliéner d'abord son état moral, ainsi

agréable; aussi bien comme pour nous autres, jouissant d'une
forte constitution, et quel que soit notre sexe, est agréable
l'odeur qu'emporte avec lui l'être que nous aimons.

L'amant qui caresse et embrasse la chevelure de celle qu'il
aime, ne lui demande d'autre exhalaison que son exhalaison
naturelle; il s'enivre du parfum de son haleine, et, s'il lui est
donné d'atteindre à la suprême félicité, son bonheur et son
ravissement deviennent infinis et indicibles à mesure qu'il
s'imprègne davantage des parfums qui s'exhalent du sein des
trésors charnels de cet être qu'il adore, qu'il étreint et possède.

que le produisent beaucoup d'émanations aromatiques, et pour placer ensuite son être physique sous
notre dépendance, dès lors que nous nous sommes
rendus maîtres de son état moral à force de saturation calorique, aromatique et intentionnelle.

Que faisons-nous de plus lorsque, à table, nous
enivrons un ami ? Nous pervertissons son moral d'a-
bord, et bientôt il nous abandonne son être physique : ce sont surtout les gaz alcooliques qui agissent
sur lui. Il est vrai, cependant, qu'il s'est ingurgité
un liquide ; mais aussi, si, en l'état dans lequel il se
trouve, accablé par les gaz qui le remplissent, il ne se
montre pas identifié à nous comme le sujet mis par
nous en somnambulisme, c'est que ces gaz qui le remplissent n'ont pas qualité intentionnelle. Que si, au
lieu d'exciter notre ami à s'ingurgiter surabondamment un liquide capable de le troubler, notre ami
eût distillé du vin pour en extraire l'alcool ; s'il eût
surabondamment aspiré des émanations de fleurs ou
soporifiques quelconques, il serait, sans s'être ingurgité quoi que ce soit, dans le même état de perturbation, et n'obéirait pas davantage à notre volonté. C'est que, dans ce cas comme dans l'autre,
les gaz qu'il aurait aspirés et dont il se trouverait
réellement saturé, seraient toujours, dans leur
arome fluidique et calorique, d'une passivité intentionnelle absolue ; tandis que, lorsque nous saturons

de notre fluide calorique et aromatisé un sujet que nous voulons mettre en somnambulisme, notre fluide emporte avec lui le cachet de notre intention. en pénètre le sujet en immisçant en lui cette intention, qui finit par le dominer d'autant plus que nous le saturons davantage, que nous l'enivrons davantage de notre fluide aromatique et surtout intentionnel : lequel fluide, en conformité d'arome et de calorique avec le sien, le pénètre facilement en tant que fluide calorique, et qui, de plus, participe d'une volonté inhérente à laquelle il obéit, tout en assimilant en quelque sorte notre fluide propulsé en lui à son propre fluide.

Ainsi les vapeurs, gaz et fluides alcooliques ou soporifiques qui le placeraient moralement et physiquement hors de lui-même, sont simplement des vapeurs, gaz et fluides d'une passivité intentionnelle complète, et, conséquemment, à l'action desquels il cède mais n'obéit pas; tandis que, durant l'action magnétique, les vapeurs, gaz et fluides émanant de nous, qui le pénètrent et le placent moralement et physiquement hors de lui-même, sont pourvus, de par notre force de volonté, d'une puissance intentionnelle à laquelle il obéit : tout est là.

Voyons maintenant comment la saturation magnétique s'opère, et dans quelles conditions il est ordinairement bon que se présentent et le magnétiseur et le sujet qui veut bien se soumettre à l'action.

Le magnétiseur, petit ou grand, robuste ou non, doit se sentir posséder la plénitude de santé que doit comporter son individu dans toute l'étendue de son déploiement ; il doit aussi, non pas seulement se croire, mais se connaître capable d'énergie, d'énergie soutenue. Il doit enfin savoir ou non s'il est de force à dire : *Je veux !* d'une façon irrésistible et persévérante, et bien se rendre compte de ce qu'est un *je veux* bien articulé ; car il est des gens qui, disant *je veux*, se font rire au nez par femme et enfant, tandis qu'il en est d'autres qui, avec un *je veux* bien senti et bien prononcé, enfonceront un carré d'infanterie, suivis de quelques hommes seulement, que leur parole et leur geste aura électrisés.

Lors donc que celui qui veut magnétiser se sent, en tout ce qu'il y a d'honnête, de force à tout vouloir, à tout oser, à tout braver, même l'insuccès ! il est déjà plus qu'à moitié certain du succès de ce qu'il va entreprendre : un tel homme, quelle que puisse être son apparence, et même ses habitudes de bienveillance et de douceur, deviendra, à l'occasion, un nouveau Samson ébranlant les colonnes du temple. Arrive pour lui le moment d'essayer sa puissance magnétique, il n'aura plus à s'occuper que de questions de confortabilité : ainsi il lui faut être dans un local où, se trouvant surtout garanti des atteintes du froid, il puisse sentir une douce et légère moiteur couvrir son épiderme ; il faut qu'il ne soit pas trop rapproché de l'heure à laquelle il sent habituellement le besoin de prendre un repas ; et, si le repas est fait, il faut généralement, pour sa sauvegarde, que la digestion en ait été à peu près opérée ; sinon, bien que n'ayant pas absolument besoin d'une excessive contention de volonté pour agir magnétiquement, il pourrait s'exposer à tous les accidents résultant d'une congestion cérébrale. Je dis ceci surtout pour l'homme qui, ne possédant pas la pratique du magnétisme, va tendre, par des efforts d'une énergie soutenue, à diriger tout à coup son fluide vital à travers des canaux inhabitués à le recevoir en aussi grande abondance qu'il va s'y trouver poussé par l'effet de sa volonté ; lesquels ne livreront pas aussi facilement et aussi immédiatement passage, comme cela a lieu chez l'homme qui a *l'habitude du magnétisme*, et dont les trajets nerveux sont toujours ouverts à *l'émission spontanée*.

Ces conditions préalables une fois remplies, le *magnétiseur s'approche de son sujet*, se place en face de lui, se recueille un instant, et promène sur lui un regard calme, tout en modérant légèrement le mouvement des organes respiratoires, et appelant, dans le bras et la main qu'il va étendre tout à l'heure,

toute la force qu'il peut y accumuler à l'aide du concours soutenu de la volonté.

Cet appel d'une certaine somme de force dans
telle ou telle partie de lui-même est absolument le
même que celui qu'il ferait si, ayant l'instant auparavant soulevé un objet d'un poids sensible, il était
mis au défi de le soulever de nouveau, alors que le
poids va en être augmenté en sa présence. *Ainsi préparé, le magnétiseur étend son bras,* présente sa
main ouverte et la promène, tantôt la descendant,
tantôt la remontant devant le sujet qu'il touche presque de sa main et qu'il veut actionner : ce mouvement doit avoir lieu *depuis le sommet de la tête jusqu'au creux de l'estomac ;* et l'intention de pousser
vers l'extrémité des doigts une chaleur toujours plus
grande doit être persévérante. Qui plus est, pour aider au dégagement de cette chaleur, le magnétiseur
agitera de temps en temps ses doigts étendus, absolument comme il ferait s'il voulait les mouvoir sur
les touches d'un piano ; puis, de temps à autre, ap-
puyant alternativement sur l'extrémité de son pouce
l'extrémité de chacun de ses quatre autres doigts,
comme s'il voulait les faire claquer, il formera ainsi
une cavité dont la paume de la main sera le fond, et
il sentira, à l'aide de cette contraction, une chaleur
plus grande se dégager, et lui mouiller les plis du
dedans de la main. C'est en procédant ainsi qu'il

arrivera par degrés à saturer son sujet de son arome fluidique et calorique, et pourra être témoin des effets qu'il lui sera donné de produire, si la fermeté de sa volonté et sa confiance en lui-même répondent à son désir.

Ces effets seront le coma d'abord, puis au sommeil comateux succédera un sommeil profond durant lequel, s'il ne le dit de lui-même, le sujet interrogé par son magnétiseur pourra répondre s'il est ou non lucide ; ce qui s'oppose à ce qu'il le soit, ce qu'il faut faire pour qu'il le devienne et quand il le sera.

Que si, cependant, après avoir actionné son sujet durant dix minutes il n'a rien produit, qu'il se repose autant de temps auprès de lui, après avoir eu soin de le placer quelque peu à l'écart des assistants, s'il y en a, et qu'il le maintienne dans l'atmosphère aromatisée à son insu de sa radiation ; il recommencera à nouveau et ainsi de suite. Que si enfin il n'a pu réussir, la faute en est à lui ou au sujet ; et, pour se convaincre à cet égard, le mieux qu'il ait à faire c'est de recommencer le lendemain, à l'aide du même sujet ou d'un autre, certain qu'il réussira tôt ou tard, s'il est persévérant (1).

(1) Après avoir dit qu'il fallait *une énergie soutenue* pour agir magnétiquement, mon lecteur a dû observer que je disais

Voyons maintenant dans quel état doit se présenter le sujet qui désire être influencé, et, à ce propos, citons un fait.

Connu que je suis pour magnétiser plusieurs somnambules du matin au soir dans mon cabinet d'expériences et de consultations de la rue du 29 Juillet, et me trouvant dernièrement dans un salon, un homme qui est pourtant fort éloigné de manquer absolument de ce qu'on est convenu d'appeler esprit m'aborde et me dit que, ne pouvant croire à ce qu'on raconte du magnétisme, il s'était fait un plaisir de

plus bas qu'il n'était pas *absolument besoin d'une excessive contention de volonté*, et ces deux façons de dire ont dû lui paraître s'exclure. Pour expliquer cette contradiction apparente, j'ajouterai : L'homme superficiel, incrédule et ignorant, généralement dur autant qu'égoïste et réfractaire à l'excès à tout ce dont il ne saisit pas immédiatement la cause, et qui, par sa nature même, est peu propre à la révélation ; cet homme, et c'est malheureusement le plus grand nombre, ne pourra se pénétrer de la vérité du magnétisme que par les effets résultants du déploiement d'une énergie quasi brutale. Mais, du moment que cet homme aura été témoin des effets qu'il aura produits, si peu qu'il ait d'intelligence et si faible que soit en lui le sentiment de la compassion, il s'opérera chez lui une révolution morale, et il comprendra qu'il pourra lui être donné de produire plus et mieux si, le cœur rempli, un jour, d'une bonté ineffable et d'un charité toute chrétienne, il lui convient, sous l'influence du recueillement et de la pensée de Dieu, de procéder avec une inépuisable onction.

constater d'une façon certaine l'impuissance de
M. Dupotet, homme qu'entre tous je reconnais jouir
d'une grande force d'action, toujours admirablement
dirigée, et avec qui il s'était rencontré. Ce résultat,
si peu en rapport avec les succès nombreux et bien
établis qui ont valu à M. Dupotet, en fait de magnétisme, sa réputation justement méritée, me fit à mon
tour adresser quelques questions à mon interlocuteur, qui ajouta que, voulant le convertir au magnétisme, M. Dupotet l'avait invité à se rendre un soir
chez lui, et que là il était, avait-il affirmé, certain de
triompher de son incrédulité. L'invitation avait été
acceptée, et M. Dupotet, en voyant arriver chez lui
une personne fidèle au rendez-vous plein d'aménité
qu'il lui avait donné, pouvait croire n'avoir affaire
qu'à un incrédule ; mais il se trouva que cet homme,
incrédule aux effets dérivant du magnétisme, re-
douta cependant d'avoir à en ressentir quelque atteinte, et résolut de se mettre sur ses gardes en op-
posant à l'action et à la volonté de M. Dupotet une
volonté qui pouvait bien contre-balancer la sienne :
car cet homme est d'une corpulence en rapport avec
sa taille, qui s'élève à près de cinq pieds six ou sept
pouces.

Or, à son dîner, cet homme but et mangea co-
pieusement, se mit en route, prit son café, et, ainsi
lesté, rempli et repu, il se présenta chez M. Dupotet,

qui ne dut certes soupçonner ni cette intention ni cette précaution prise par un homme à renom d'esprit de se soustraire à une influence qu'il niait et redoutait à la fois, et à laquelle il était plus que moralement décidé à s'opposer. Cet homme, dis-je, se présenta ainsi chez M. Dupotet, qui, l'ayant magnétisé près d'une demi-heure sans rien produire sur lui d'apparent, dut reconnaître que, ayant magnétisé ses malades durant une grande partie de la journée, il se sentait fatigué, et remettait au lendemain la conversion de son incrédule.

Le lendemain, et toutes précautions prises aussi bien que la veille, notre vainqueur se présenta de nouveau, et de nouveau put se retirer victorieux; mais M. Dupotet, avisant mieux cette seconde fois, vu qu'il n'a pas l'habitude de pareils échecs, insista auprès de cet homme pour qu'il revînt chez lui le lendemain matin et à jeun, ce à quoi il ne put décider cet *incrédule*. Et voilà un homme qui, passant aux yeux de tous ceux qui le connaissent pour un homme d'esprit, s'en va colporter partout que le magnétisme est une chimère; qu'il s'est *soumis* à l'action magnétique; que le magnétisme s'est trouvé impuissant sur lui, et qu'il a fait capituler même M. Dupotet. Eh bien! je suis fâché de ne pas être de l'avis de tous; mais je dis qu'un pareil homme manque absolument d'esprit, et prouve ce que j'avance en ce moment, toutes les fois qu'il raconte son aventure magnétique. Je dis plus, je dis que cet homme doit s'estimer extrêmement heureux que M. Dupotet n'ait pas cru son honneur engagé dans cette circonstance; car, s'attaquant à lui et déployant toute la force de volonté dont il peut faire preuve, il eût pu tuer cet homme; il eût pu le tuer d'une apoplexie foudroyante en raison même de son observance de précautions nutritives et surexcitantes; il eût pu le tuer par réaction en déterminant chez lui une congestion mortelle, laquelle aurait eu lieu en raison même du dégagement des gaz résultants d'un travail digestif extrêmement laborieux au moment où les effets de la magnétisation auraient commencé à se manifester.

On comprend que ce n'est pas dans cet état que doit se présenter, surtout devant un magnétiseur énergique et résolu, l'homme qui désire connaître par lui-même et étudier en lui-même les effets magnétiques. Que si jamais je devenais assez insensé pour entrer en lutte avec un homme aussi fanatique d'incrédulité, et dont les intentions répulsives de la saturation me seraient connues, je considérerais sans doute qu'il y va d'un duel à mort, et, pour terrasser mon antagoniste, j'étendrais les conditions de la lutte. Le murant forcément avec moi dans une chambre pourvue de vivres que nous cohabiterions, et

prenant mes repas à des heures différentes des sien-
nes, je l'attaquerais puissamment chaque fois qu'il
serait à jeun, ou que je supposerais complète la digestion de ses repas; je le maintiendrais dans mon
atmosphère, à l'influence de laquelle il lui devien-
drait impossible de se soustraire du moment que
nous serions constamment forcés d'aspirer nos émanations réciproques.

L'un de nous deux alors serait certainement
vaincu, et la lutte ne serait pas longue; car mon incrédule ne pourrait aller retremper au dehors ses
armes émoussées en s'assimilant les molécules d'une
atmosphère qui lui fournirait sans cesse des forces
nouvelles pour me résister.

Ainsi on comprend que, voulant, par exemple,
qu'au milieu d'un gai repas un convive ressente d'ir-
résistibles besoins de bâiller et dormir, je puis imprégner sa cravate ou ses vêtements d'une substance
dont les émanations devront infailliblement provoquer chez lui, en temps donné, l'engourdissement
et le sommeil. Mais si, par aventure, et mon action
accomplie, il arrive à ce convive de vouloir changer
de vêtements immédiatement après s'être recouvert
de ceux que j'avais préparés, il est certain que l'effet que j'aurais désiré produire n'aura pas lieu,
faute d'émanations suffisamment durables pour produire la saturation nécessaire. De même, si, quit-

tant celui qui vient de le magnétiser, le sujet passe à l'air libre, il se dégage de l'arome fluidique, quelque faible ou considérable que soit ce dont il a été pénétré.

Toutes les fois qu'un homme, sincèrement et non systématiquement incrédule, quant aux effets si mal définis jusqu'à ce jour, et dérivant du magnétisme, désire se rendre compte par ses propres sensations physiques du plus ou moins de fondement du dire des magnétiseurs, il faut qu'il se recueille, qu'il scrute sa conscience et qu'il tâche d'analyser son désir. Si cet homme, en paix avec lui-même, sent qu'il n'a moralement rien à redouter des effets quels qu'ils soient qui peuvent survenir, il doit se présenter plein de sécurité, quant au résultat des effets physiques, devant le magnétiseur assez obligeant pour vouloir bien tenter de lui former une conviction. Il doit être rempli de bon vouloir, rempli du désir d'étudier et d'analyser jusqu'à ses moindres sensations, en tant que durera l'action magnétique; il doit, dans la plus parfaite observation de lui-même, élever son âme vers Dieu et le prier de vouloir bien que la lumière se fasse pour lui. Voilà dans quelles dispositions il faut savoir s'offrir mentalement.

Que si maintenant cet homme est à jeun, l'effet, on l'a déjà compris, sera d'autant plus prompt, et,

en se présentant ainsi, cet homme agira dans l'intérêt de lui-même et de la conviction qu'il souhaite
véritablement acquérir. Le magnétisme, qui, je l'ai
dit, est une force en plus, viendra le pénétrer beaucoup plus facilement du moment qu'il se trouvera
dans la nécessité de se restaurer; il s'assimilera
beaucoup plus facilement ces influences organiques et
intentionnelles qui s'échapperont de son magnétiseur
pour aller s'immiscer en lui, et, dès lors, les phénomènes ne se feront pas attendre : leur appréciation
sera toujours soumise à une question de temps, mais
susceptible d'être tellement abrégée, par suite des
bonnes dispositions du sujet et du savoir-faire d'un
magnétiseur habile, qu'ils pourront parfois être in-
stantanés, même en expérimentant sur un sujet bien
portant. Que ne sera-ce pas, dès lors, s'il s'agit d'un
malade, d'un être affaibli et souffrant, qui sollicite
à tout instant le retour de la santé, et aspire, s'assimile et animalise continuellement les molécules atmosphériques susceptibles d'entretenir et de rani-
mer chez lui le principe de vitalité? Le malade
désireux de sa guérison, et ayant confiance en son
rétablissement, hâte déjà par cela seul son retour à
la santé; tandis que l'homme abattu, sans courage,
perdant confiance, et dont se détache peu à peu l'es-
pérance, empire chaque jour son état, repousse ces
molécules que l'autre aspire, et par conséquent

ne peut se les assimiler au profit de son rétablissement.

Si donc le sujet est malade ou considérablement
affaibli, les effets seront immédiatement ressentis,
et les forces dont il aura besoin viendront se locali-
ser en lui par suite de l'addition de chaleur et de
fluide vital animalisé dont le pénétrera son magnétiseur investi de sa confiance.

Il devient facile de saisir la raison pourquoi un
malade sera plus promptement impressionné qu'un
individu jouissant de la plénitude de la santé, et auquel on ne peut guère rien donner au delà de ce qu'il
possède, si ce n'est du trouble ; car, en général, de
même qu'il faut que nous ayons réellement besoin
d'être purgés pour qu'un purgatif bénin produise en
nous quelque effet, de même il faut, en général,
que nous ayons besoin des forces que la magnétisation peut déverser et fixer en nous, pour qu'il nous
soit donné de ressentir facilement et promptement
les effets ordinaires du magnétisme. Mais, s'il se
trouve qu'en réalité notre santé n'ait rien à réclamer
des voies thérapeutiques quelles qu'elles soient, l'action du magnétisme ne devra être qu'à peu de chose
près relative, si par bonheur elle n'est pas désharmonique.

Maintenant j'ai dit. Je me suis fait un devoir de
bon citoyen d'écrire consciencieusement pour mes

concitoyens et pour l'humanité ; est-ce à dire que
j'en retirerai plus de considération que mes devanciers qui ont livré, eux aussi, leurs observations au
public ? Hélas! non, si ce n'est dans un avenir éloigné. Mais j'ai du moins, dès ce moment, la satisfaction d'avoir rempli un devoir de conscience et d'a-
voir versé le grain dans le sillon ; qui plus est, je
répéterai avec Chardel, que « c'est le devoir de chacun de répandre les lumières qu'il croit posséder
seul, quand, par leur nature, elles appartiennent à
tous. »

On me niera ; et, si l'on ne me rit pas au nez, vu
que la nature m'a pourvu d'un visage qui ne prête
guère à la chose, tout du moins on me traitera de
rêveur, d'insensé, même de fou ! Et que doivent
m'importer toutes ces épithètes, ou plutôt n'est-ce
pas parce qu'il m'est donné de voir combien est profonde l'erreur des autres que je dois m'efforcer à les
en tirer ? Les plus à plaindre cependant, à mon avis,
ne sont point précisément ceux qui ne croient pas,
mais bien ceux qui croient et qui nient ; aussi bien
mon livre n'est-il autre chose à mes yeux qu'une
arme que je forge, afin qu'ils puissent être battus
sans cesse.

On a nié le mouvement de la terre longtemps
avant que Galilée parût, et on le nia encore de son
temps ; certaines gens même, s'ils osaient, seraient

disposés à le nier aujourd'hui, parce que, ne l'ayant pas étudié, ils ne le comprennent pas encore.

On a nié la découverte possible de l'Amérique, on a nié la circulation du sang, on a nié la vapeur, on a nié la vaccine. On nie le magnétisme, on nie l'homœopathie ; on nie Raspail, lui aussi l'ami de l'humanité ! Qu'est cela, après tout ; et, en définitive, que sont vis-à-vis de ceux qui affirment ceux-là qui se complaisent à nier ?... Que sont-ils et que peut-on dire d'eux, si ce n'est qu'ils sont l'opprobre de l'humanité studieuse et intelligente !... Longtemps encore il y aura sur cette terre des ignorants qui, se ralliant à des esprits étroits, égoïstes et absolument superficiels, seront conduits comme eux à nier ce qu'ils auront été incapables d'inventer ou de comprendre. Est-ce à dire qu'il soit à regretter de ne pas avoir avec soi, pour faire de la propagande magnétique, des hommes tellement dépourvus de profondeur de jugement, qu'en aucun cas ils ne pourraient élargir des questions qu'il ne leur est même pas donné de pouvoir envisager sainement ? Mon Dieu ! non ; de tels hommes se montrent ce qu'ils sont, et voilà tout : les sciences nouvelles sont à leur égard la pierre de touche qui décèle leur peu d'intelligence, mais elles n'en feront pas moins leur chemin. Il en est ainsi du magnétisme ; et quoi qu'on ait fait, et quoi qu'on fasse pour l'étouffer, il marchera désor-

mais. Cette opinion est tellement celle des hommes
sérieux, que nous pouvons affirmer qu'avant cinquante ans le magnétisme sera généralement accepté, et que la médecine et les médecins allopa-
thiques seront profondément enterrés ; cela soit dit
en passant pour le plus grand bonheur de l'humanité.

Je ne terminerai pas ce chapitre sans emprunter,
au profit de mes lecteurs, aux hommes dévoués qui
m'ont précédé dans les préoccupations magnétiques,
quelques pages de leurs estimables ouvrages ; lesquelles, venant corroborer ce que j'ai dit touchant
les moyens à prendre pour magnétiser facilement,
devront ajouter encore à l'instruction magnétique
de ceux qui voudront bien s'occuper de cette
science.

Je lis, page 205 de l'*Essai de psychologie physiologique* de Chardel, édition de 1831 :

« Le fluide magnétique vital est, chez l'homme,
« cette dernière modification de la lumière que j'ai
« nommée la vie spiritualisée : elle sert d'agent à
« l'âme pour l'exécution de tous ses actes. L'impul-
« sion que nous lui donnons dans nos mouvements
« s'arrête aux limites de l'organisation, tandis qu'en
« magnétisant la volonté la projette au dehors.
« Voilà, quant à l'emploi de la vie, la première dif-
« férence qui existe entre magnétiser et agir.

« L'émission magnétique affaiblit rapidement
« quand elle est excessive ; mais, dans l'usage or-
« dinaire, le jeu de l'organisation répare les pertes
« et renouvelle les moyens : il en est de même à l'é-
« gard des forces que nous dépensons dans un exer-
« cice quelconque (1). Le soleil est la source de
« la vie des êtres ; mais chacun, en s'emparant de
« ses rayons, les travaille suivant sa nature : s'ils
« s'accumulent dans le cerveau sans être convena-
« blement élaborés, ils nous causent une sorte d'i-
« vresse assez semblable à celle produite par les
« vapeurs alcooliques (2).

« L'ivresse ordinaire est, de même, le résultat de
« la grande quantité de rayons solaires que l'organi-
« sation sépare du vin avant de les avoir bien assi-

(1) « Les magnétiseurs ont été longtemps dans l'erreur à cet
« égard : ils supposaient que le fluide était universellement ré-
« pandu, et que leur volonté, après s'en être emparée, le di-
« rigeait à leur gré. Cette singulière opinion, qui tenait aux
« systèmes scientifiques, les a longtemps empêchés de recon-
« naître la voix de la nature, qui leur disait que c'était tout
« simplement leur vie dont ils disposaient d'une manière
« inaccoutumée. »

(2) « Le jeu organique absorbe une partie des rayons solaires
« qui nous pénétrent, les organes digestifs s'emparent de ceux
« que contiennent les aliments, et la respiration en puise une
« grande quantité dans les rayons alcooliques qu'elle décom-
« pose. »

« milés à la nature humaine : il en résulte du trouble
« dans la circulation nerveuse ; en sorte que la jus-
« tesse du jugement, chez les buveurs, se trouve rem-
« placée par une sensation vague de puissance qui les
« charme (1). Quelquefois, le magnétisme animal
« fait éprouver, d'abord, une grande partie des
« symptômes de l'ivresse. En effet, quand la vie
« étrangère, qui vient envahir la circulation ner-
« veuse d'un somnambule, n'est pas encore bien
« assimilée à la nature de son être, il en éprouve
« des tournoiements de tête : le siége où il est assis
« semble se dérober sous lui, il se croit prêt à tom-
« ber. Toute vie est un composé dont la lumière
« fournit la base, et cette origine explique pourquoi
« les somnambules lucides voient le magnétisme
« vital sous l'apparence lumineuse.

« Magnétiser est un acte de volonté ; mais on se
« tromperait en supposant qu'il suffit de vouloir sans
« agir. L'action magnétique se fait intérieurement,
« comme tous les travaux de l'intelligence. Il faut

(1) « L'ivresse présente des traits d'esprit et des aperçus
« lumineux qui lui doivent leur existence : les personnes qui
« abusent des liqueurs fortes offrent quelques exemples de
« combustions spontanées, causées par le dégagement subit
« des rayons solaires, trop nombreux, qu'elles ont mal assi-
« milés à leur vie, et que toutes les parties de leur corps
« contiennent en trop grande quantité. »

5

« que le mouvement, imprimé à la vie par la volonté,
« continue tant qu'on magnétise ; autrement , l'é-
« mission s'arrête. C'est ce qui arrive quand une
« distraction égare la pensée sur d'autres objets que
« celui dont on doit s'occuper.

« Pour magnétiser utilement, il suffit que le désir
« de soulager un être souffrant vous porte à cher-
« cher à le réchauffer en le pénétrant de votre cha-
« leur vitale. Telle est l'indication de la nature ;
« toutes les mères la sentent à l'égard de leurs en-
« fants , et la suivent d'autant mieux qu'elles ont
« moins appris à se confier en des secours étrangers.

« Les mains sont les conducteurs ordinaires de
« l'émission magnétique ; mais le système nerveux,
« en général, pourrait servir à cet usage : la tête,
« la poitrine, et le souffle surtout, y sont très-pro-
« pres (1).

(1) « Quand on a la vue bonne, le regard peut servir à ma-
« gnétiser énergiquement. J'ai endormi ainsi un jeune homme
« qui m'avait prié d'essayer sur lui ma puissance magnétique.
« Je lui pris les mains en l'engageant à me regarder fixement.
« Je m'aperçus que je l'éblouissais et que ses yeux cherchaient
« à éviter les miens ; peu d'instants après ils se fermèrent et le
« sommeil survint. Je pense que c'est en magnétisant avec le
« regard que certains pâtres prétendent charmer des chiens
« farouches : ils font d'abord beaucoup de contorsions pour
« attirer l'attention de l'animal ; le chien, étonné, regarde son
« adversaire ; celui-ci fixe les yeux sur les siens et ne les

« Une volonté éphémère, quelque énergique
« qu'elle soit, a rarement des résultats satisfaisants ;
« car l'effervescence produite par une imagination
« qui s'enflamme est un feu de paille qui brûle et
« n'échauffe pas. Il faut ordinairement, pour réus-
« sir, que la volonté du magnétiseur ait beaucoup
« de constance et qu'elle dispose, avec sagesse, de
« l'emploi de ses moyens. Quant aux résultats cura-
« tifs, je les crois incontestables, toutes les fois que
« les magnétiseurs peuvent disposer de leur temps
« et possèdent du dévouement, de la santé et de la
« sagesse. C'est un remède dont l'excellence dépend
« essentiellement des qualités de ceux qui le four-
« nissent, et que, par conséquent, on ne doit pas
« prendre indifféremment à toute enseigne. »

(CHARDEL, 1831.)

Je lis dans l'introduction au magnétisme d'Aubin
Gauthier, édit. de 1840, pages 7, 228, 235, 237, 289 :

« quitte plus : bientôt le chien hésite, résiste, s'effraye et finit,
« en regardant toujours l'homme qui le poursuit, par s'aller
« cacher dans quelque recoin. Le regard du serpent agit aussi
« sur sa proie, et je suis persuadé qu'il magnétise avec le re-
« gard l'animal qu'il veut dévorer. Les convulsions de celui-ci,
« ses efforts pour échapper, l'effroi qui le saisit, constatent
« qu'une puissance ennemie s'est rendue maîtresse de ses
« mouvements; et l'on a vu que le fluide magnétique (la vie
« spiritualisée) est l'agent que la volonté emploie pour mou-
« voir le corps. » (CHARDEL, 1831.)

« On entend par magnétisme l'action qu'un homme peut exercer, non-seulement sur son semblable, mais encore sur lui-même, sur les animaux, les végétaux et la matière.

« Cette action est salutaire ou nuisible, selon l'emploi qu'il en fait.

« La force magnétique existe chez tous les hommes, mais à des degrés différents.

« La faculté de magnétiser appartient à tous.

« Le magnétisme a pour but de rendre la santé aux malades, pour propriété de rétablir en eux l'équilibre qui la constitue.

« L'action du magnétisme consiste dans une concentration de la volonté du magnétiseur sur un malade. Cette concentration dirige sur le malade une émanation qui passe du corps du magnétiseur et porte sur le magnétisé.

« Le magnétisme produit des effets apparents et non apparents. Parmi les plus apparents, le plus remarquable est le somnambulisme.

« Le somnambulisme est un accident qui survient chez les malades pendant l'action magnétique, et qui cesse ordinairement après la guérison.

« Il peut aussi être produit par la nature.

« Pendant le somnambulisme, le malade a particulièrement un tact délicat qui lui fait voir, comprendre et indiquer ce qui peut lui être salutaire.

« Quelquefois le malade est utile aux autres comme à lui-même.

« Il suit de là que le magnétisme est simple ou composé. Il est simple quand il se pratique sans le secours du somnambulisme ; il est composé quand celui-ci vient à son aide.

« On guérit ou on soulage également, avec ou sans le secours du somnambulisme.

« Le magnétisme simple comporte trois manipulations différentes : directe, indirecte et intermédiaire.

« Pour magnétiser, il y a des principes et des règles à observer. Des procédés sont plus ou moins indispensables et invariables.

« La plus grande simplicité dans les gestes doit accompagner l'action magnétique.

« La confiance chez le magnétisé n'est pas nécessaire ; il suffit qu'il ne repousse pas l'action. S'il la désire, c'est mieux que s'il y était indifférent ; mais son indifférence, et même son incrédulité, n'empêcheraient pas l'action : elles pourraient seulement en diminuer les effets.

« Sans doute, il est bon de chercher la cause d'un phénomène ; il est également bon de se rendre compte de l'action qui paraît la plus simple : l'une n'est souvent pas plus difficile que l'autre. L'homme a tous les jours devant les yeux une infinité de phé-

5.

nomènes plus curieux et plus extraordinaires que ceux qu'il ne connaît pas encore et dont il se préoccupe ; mais il les voit, il y est habitué, il ne s'en étonne pas ; il fait plus, il n'y apporte pas, le plus souvent, la moindre attention.

« Le vent qui souffle avec fureur, la pluie qui vient l'abattre, le soleil qui semble après eux ramener la paix, la concorde et le bonheur dans la nature, rien ne semble étonner l'homme ; il n'est sensible qu'au plaisir ou à l'intérêt que ces phénomènes successifs peuvent lui offrir. Pour lui, d'ailleurs, ce ne sont plus des phénomènes, parce qu'il appelle ainsi ce qu'il n'a jamais vu, ou mieux encore ce qu'il entend nommer un phénomène.

« Presque tous les hommes sont de même ; il en est peu qui réfléchissent. Il en est ensuite qui n'ont pas le temps de s'instruire, en eussent-ils le désir.

« Toutes les théories qu'on imaginera pour arriver à découvrir la cause des effets magnétiques peuvent être utiles ; elles mèneront, un jour, à la vérité. Une théorie fausse ne sera jamais un mal, parce qu'elle ne changera pas les effets du magnétisme, et elle indiquera aux autres théoriciens que ce n'est pas le même chemin qu'il faut prendre pour arriver au but. Bailly, ce savant illustre, a dit avec beaucoup de justesse qu'il y a toujours un noyau de vérité sous toutes les erreurs.

« En fait, celui qui vient créer une théorie nouvelle étudie celles qui ont été proposées; ou, s'il ne veut pas suivre cette marche, s'il craint de s'égarer en suivant les traces de ceux qui l'ont précédé, s'il aime mieux frayer des sentiers nouveaux, il s'avance alors d'un pas ferme à travers les vastes champs de la science, s'en remettant à son jugement et à son bonheur, pour trouver les éléments qui lui sont nécessaires.

« Les effets magnétiques étant certains et toujours les mêmes, il n'y a pas de mal à en agir ainsi ; on peut marcher, et, quand on ferait fausse route, on n'égarerait que le savant, et jamais le magnétisme.

« Le magnétiseur ressemble le plus souvent, comme l'a dit Puységur, à *un homme qui tourne une manivelle*. Il tourne toujours jusqu'à ce que la besogne soit finie ; il sait seulement que ses mouvements doivent être toujours les mêmes, à peine de déranger la machine qui fonctionne et de perdre le fruit de son travail ; cet homme-là est une machine vivante qui n'a besoin que d'attention : on peut être magnétiseur, comme le tourneur de manivelle, et faire déjà beaucoup de bien à son semblable.

« Il se pourrait, d'après cela, qu'on se crût autorisé à penser qu'une science qui ne demande que du bon sens et qui mène au rétablissement de la santé de l'homme est assez commode et surtout fort engageante pour un ignorant et un paresseux ; mais il ne faut pas se retrancher dans ce raisonnement au point de ne vouloir plus en sortir.

« En magnétisme, il n'y a pour ainsi dire pas d'école, et, au bout d'une heure, l'élève sait et peut autant que le maître ; il voit et sent sa puissance ; mais aussi plus il va, plus il a besoin de soutenir, par toutes les facultés dont un homme est susceptible, le travail qu'il a commencé, parce que plus il va, plus il sent la nécessité de ne pas perdre de vue ce simple tableau comparatif de l'homme tournant une manivelle.

« C'est à cette action modeste qu'on peut, en effet, comparer celle du magnétiseur. Le magnétisme ne paraît inconcevable et extraordinaire que parce qu'il a été longtemps ignoré, méconnu, mal expliqué. Si un jour on le comprend bien, si un homme est assez heureux pour lui prêter un langage simple et digne à la fois, on sera confus d'avoir si longtemps rejeté un moyen de guérir aussi précieux.

« Ainsi, il est souvent des cas où, pour la guérison, on dit qu'il faut s'en rapporter à la nature. Alors on invoque Dieu, parce qu'on ne connaît plus de remède au mal : c'est un tort et une erreur. Il faut toujours chercher à aider la nature ; car, lorsque l'art

et la nature elle-même paraissent impuissants.
l'homme peut encore venir à leur aide.

« Le magnétisme prouve aujourd'hui que Dieu a
pourvu à tout, pour que l'homme pût passer sur la
terre une vie moins douloureuse que celle qu'il s'est
faite. Toujours grand et généreux, ne bornant pas
ses bontés, Dieu a mis à la disposition de l'homme
tout ce qui l'entoure : santé, bonheur, peines, plaisirs, tout dépend de lui.

« Quand un homme est malade, ou qu'il vient en
secourir un autre, ce n'est donc pas à Dieu qu'il
doit s'adresser pour avoir la santé : c'est à lui-même
ou à son semblable.

« Dieu a donné à l'homme un corps et une âme
pour qu'il en fasse usage ; tous deux ont des propriétés particulières ; c'est à lui de les savoir distinguer.

« Parmi les hommes chacun a son talent, son
savoir, son expérience, et celui qui a étudié l'a-
natomie, la chirurgie, la médecine, est justement
réputé mieux connaître le corps humain que tel qui
s'est occupé d'agriculture ou d'astronomie. C'est
donc au médecin qu'il faut avoir recours pour rétablir la santé du corps : il doit mieux que personne
savoir diriger les forces de la nature.

« Mais prier Dieu, médecins et malades, pour en
obtenir des moyens de guérison, quand ils n'ont pas
même daigné examiner ceux qu'il a mis sur la terre !

C'est l'insulter, c'est manquer au respect dû à ses œuvres, à celui qu'ils se doivent à eux-mêmes.

« Oui, il est facile de magnétiser ; mais l'action magnétique est aussi sérieuse que simple. Ainsi, il ne faut pas d'engouement, pas d'empressement, pas d'enthousiasme ; et, quand on n'a ni empressement, ni enthousiasme, cela ne suffit pas, ce n'est rien encore : il faut être grave, réfléchi, silencieux, observateur, désintéressé, généreux, compatissant, charitable. Le magnétisme est une œuvre de patience et de charité ; la charité est inséparable du magnétisme ; le magnétiseur ne peut rester indifférent à la position du malade, s'il est vraiment magnétiseur.

« Quand on veut pratiquer le magnétisme, c'est qu'on a l'intention de soulager ou de guérir les malades. Ce but est le seul qui puisse offrir quelque attrait ; parce que, comme on y arrive nécessairement, comme on se trouve produire des résultats satisfaisants par l'action du magnétisme, seul ou combiné avec la médecine, le plaisir de bien faire est une si douce satisfaction, qu'on se sent naturellement entraîné à continuer.

« Mais, quand on cherche à magnétiser par **curiosité**, on n'a pas plutôt satisfait son désir, qu'on n'est pas tenté de recommencer ; on ne jouit pas du bien qu'on a pu faire, on ne se souvient que de la fatigue ou de l'ennui qu'on a éprouvé pendant l'action, car.

'l'action magnétique est un travail soutenu qui n'offre que les attraits du travail en général.

« Il est mieux d'être instruit que de ne l'être pas, tout le monde sait cela, et ceux qui n'ont pas eu le bonheur de recevoir de l'éducation le regrettent chaque jour ; mais ce n'est pas une raison pour ceux-là de renoncer à pratiquer le magnétisme. L'éducation, le savoir, peuvent développer plus vite et augmenter même les forces magnétiques, mais ces forces existent naturellement chez l'homme.

Il est des moments où une maladie arrive inopinément ; le médecin n'est pas là, quelquefois même on ne peut espérer de longtemps sa présence, et les remèdes qu'on a à sa disposition peuvent être nuisibles ou insignifiants. C'est dans ce cas d'urgence qu'il est bon de savoir magnétiser. Ce sont ces cas qui ouvriront les yeux sur la puissance du magnétisme : on aura voulu calmer un mal, il arrivera qu'on l'aura fait passer tout à fait, et le magnétisme deviendra inséparable de la médecine.

« Les manipulations magnétiques sont communicatives ou actives : elles sont simplement communicatives lorsqu'elles ont lieu pour établir l'action magnétique ; elles sont actives lorsque l'action est commencée.

« Il y a trois manipulations magnétiques principales : directe, indirecte et intermédiaire.

« La manipulation directe est celle qui s'exerce individuellement par le magnétiseur lui-même ; elle se subdivise en cinq autres manipulations : corporelle, manuelle, oculaire, sonore, insufflante ; en d'autres termes, on magnétise avec le corps entier, la main, les yeux, le son et le souffle.

« La manipulation manuelle est palmaire, digitale, dorsale ou pugnale.

« Les manipulations palmaire et digitale sont simples ou concentrées.

« Elles sont ou ne sont pas rotatoires (en tournant la main).

« La manipulation par le souffle (l'insufflation) est toujours concentrée.

« Chacune de ces manipulations a des propriétés et une action particulières.

« La manipulation indirecte est celle que le magnétiseur emploie en transmettant son action à des corps vivants ou inanimés qu'il magnétise, qui deviennent ainsi les excitateurs de son action, et peuvent le remplacer auprès des malades. Tels sont les réservoirs magnétiques, les arbres et les arbustes magnétisés, la chaine (ainsi nommée du concours de plusieurs personnes qui se tiennent), les instruments de musique.

« Il y a des procédés pour magnétiser les corps excitateurs de la force magnétique ; il y a aussi des règles et des principes particuliers à ce genre de traitement, qui présente des avantages et quelques inconvénients.

« La manipulation intermédiaire est celle par laquelle le magnétiseur imprègne le fluide magnétique sur certains corps matériels, comme on communique à un ferrugineux les vertus de l'aimant ; tels sont l'eau, les aliments, les remèdes, des tissus, des métaux.

Ainsi magnétisés, ces corps deviennent les conducteurs de la force magnétique et soutiennent l'action du magnétiseur.

« Il y a des procédés peu importants, mais dont il est bon de prendre une idée pour magnétiser la matière ; ce genre de manipulations n'a que des avantages et n'offre pas d'inconvénients.

« Il ne faut pas s'en laisser imposer par les mots que l'on vient d'attribuer aux différentes manières d'opérer magnétiquement. Si ces mots sont nécessaires pour indiquer et spécifier, les procédés n'en sont pas moins simples ni moins faciles à comprendre qu'à employer. Il en est du reste des procédés comme des conditions nécessaires pour magnétiser ; avec l'intention ferme d'arriver au but magnétique, la santé, et de ne pas s'en écarter, on agit facilement, sans fatigue et sans embarras.

« On prétendait, il y a cinquante ans, et il y a

6

vingt ans bien des gens soutenaient encore, que les manipulations communicatives (celles qui préparent à l'action magnétique) pouvaient inviter à manquer à la décence. Ceux qui ont dit cela se plaisaient à en imposer et n'avaient jamais magnétisé ni vu magnétiser, surtout comme on le fait depuis trente ans au moins.

« Il est vrai que la position la plus commode est de se mettre en face du malade et de lui prendre les mains et les pouces. Mais d'abord il n'en est ainsi que pendant quelques minutes, puis le magnétiseur s'éloigne de quelques pas tout en continuant de diriger son action.

« Lorsque le malade est au lit, il suffit de lui prendre les pouces ou de mettre les mains sur ses épaules.

« Il est vrai encore que le regard est quelquefois très-puissant, et qu'on peut donner de l'activité au fluide en fixant la personne qu'on magnétise.

« Quand le magnétisé est un homme, il n'y a pas à se gêner. Quand c'est une femme, il faut éviter tout ce qui peut l'intimider ou l'alarmer. On peut donc se contenter de lui prendre les pouces, sans la toucher autrement, sans se mettre en face d'elle, ni même la regarder. Si on craint de la choquer en lui prenant les pouces, on pose la main sur son épaule, cela suffit. Quand elle invite d'elle-même ou par les témoins qui assistent au traitement, à faire ce qui est convenable, il faut accepter. D'ailleurs le magnétisé, homme ou femme, n'a pas besoin de regarder le magnétiseur, et une femme modeste baisse ou détourne les yeux sans attendre qu'on le lui fasse sentir.

« Le magnétiseur (on l'a déjà dit) n'a jamais besoin de toucher à nu; et, si le magnétisé est une femme, il ne doit pas accepter de la voir ou de la palper sans témoins. Mais, quand la maladie est grave et que le malade, le médecin ou le témoin présent au traitement insistent pour qu'on palpe ou qu'on voie, on ne doit pas persévérer dans une retenue qui peut empêcher de s'instruire et de bien juger le mal ; car il faut se souvenir que les Grecs eussent certainement mieux connu l'anatomie s'ils n'avaient eu un respect superstitieux et outré pour le corps humain après la mort. » (Aubin Gauthier, 1840.)

J'ouvre l'*Almanach populaire* qu'a publié Ricard en 1846, et j'y trouve, page 2 :

« Je définis le magnétisme : la manifestation de la faculté que possèdent tous les individus d'agir les uns sur les autres, soit sympathiquement, soit antipathiquement, et chacun sur soi-même.

« L'action qui résulte de cette faculté est plus ou moins puissante, selon le degré d'énergie auquel est monté l'individu agissant. Elle est plus ou moins

ressentie par le sujet, selon qu'il est dans des conditions plus ou moins favorables à l'absorption du fluide
magnétique, et qu'il se soumet avec une passivité
plus ou moins complète.

L'agent magnétogène n'est autre chose que le
fluide nerveux qui entretient chez nous la vie, et
que l'on a appelé fluide nerveux. Ce fluide même
est une forme du calorique, qui est, selon moi, le
vrai et unique principe de tous les fluides impondé-
rables, diversement appelés à cause de leurs modes
divers de manifestations.

« Le moyen d'action est la volonté. Les gestes
connus sous le nom de passes ne sont que des auxiliaires ; auxiliaires utiles, mais non indispensables. » (Ricard, 1846.)

Enfin, j'ouvre le *Manuel de l'étudiant magnétiseur*, publié par Dupotet en 1846, et j'y lis ce qui
suit aux pages 22, 174 et 268 :

« Lorsque le patient peut s'asseoir, nous le mettons sur un siége, et nous nous plaçons en face de
lui, *sans le toucher ;* plus tard on saura pourquoi.
Nous restons debout, ou, si nous nous asseyons,
nous tâchons toujours d'être sur un siége un peu
plus élevé que le sien, de manière que les mouvements de bras que nous avons à faire ne deviennent pas trop fatigants.

« Lorsque le malade est couché, nous nous tenons debout près de son lit, et l'engageons à s'approcher de nous le plus possible. Ces conditions remplies, nous nous recueillons un instant et nous considérons le malade. Lorsque nous jugeons que nous avons la tranquillité, le calme d'esprit désirable, nous portons une de nos mains, les doigts légèrement écartés et sans être tendus ni roides, vers la tête du malade ; puis, suivant à peu près une ligne droite, nous la descendons ainsi jusqu'au bassin, et répétons ces mouvements (*passes*) d'une manière identique pendant un quart d'heure environ, en expectant avec soin les phénomènes qui se développent.

« Notre *pensée est active*, mais n'a encore qu'un but : celui de pénétrer les parties sur lesquelles nous promenons *nos* extrémités (quand un bras est fatigué, il est essentiel de se servir de l'autre) de l'émission d'un *fluide* que nous *supposons* partir des centres nerveux et suivre le trajet des conducteurs naturels, les bras, et par suite les doigts. Je dis supposons, quoique pour nous ce ne soit point une hypothèse : notre *volonté* met bien évidemment en mouvement un fluide. Il se dirige et descend en suivant la direction des cordons nerveux jusqu'à l'extrémité des mains, franchit cette limite, et va frapper les corps sur lesquels on le dirige.

« Lorsque la *volonté* ne sait pas le régler, il se porte par irradiation d'un objet sur un autre qui

6.

lui convient ; dans le *cas contraire*, il obéit à la direction qui lui est imprimée et produit ce que vous exigez de lui, quand, toutefois, ce que vous voulez est dans le domaine du possible.

« Nous considérant donc comme une machine physique, et agissant en vertu des propriétés que nous possédons, nous promenons sur les cavités splanchniques, crâne, poitrine et abdomen, nos membres supérieurs, comme conducteurs de l'agent dont le cerveau parait être le réservoir, en ayant soin que des *actes de volonté* accompagnent nos mouvements.

« Faisons une comparaison qui rende notre pensée plus compréhensible.

« Lorsque vous avez l'intention de lever un fardeau, vous *envoyez*, par votre volonté, la *force* nécessaire à vos extrémités, et elle obéit ; car, si elle ne s'y *transportait* point, vous ne pourriez rien. De même pour magnétiser.

« Les effets dont le développement, plus ou moins marqué, suit d'ordinaire toute magnétisation, apparaissent, dès lors, en raison de l'*énergie* de notre *volonté*, de la force *émise* et de la *durée* de l'action.

« Nous avons toujours l'intention que les *émissions* du principe soient régulières, et jamais nos bras, nos mains, ne sont en état de contraction ; ils doivent avoir toute leur souplesse pour accomplir, sans fatigue, leur fonction de *conducteur* de l'agent.

« Si les effets qui résultent ordinairement de cette pratique n'ont pas eu lieu promptement, nous nous reposons un peu; car nous avons remarqué que la machine magnétique humaine ne fournit pas d'une manière continue, et selon notre volonté, la *force* que nous exigeons d'elle. Après cinq ou dix minutes de repos, nous recommençons les mouvements de nos mains (*passes*), comme précédemment, pendant un nouveau quart d'heure, et nous cessons tout à fait, pensant que le corps du patient est *saturé* du fluide que nous supposons avoir émis.

« Cette pratique si simple, si facile à suivre, si inoffensive en apparence, fournit pourtant la matière des plus grands résultats.

« Bien que l'on puisse magnétiser partout, à toute heure de la journée, on a cependant constaté quelque différence dans le développement des effets. Outre les causes naturelles, celles qui tiennent à la constitution du magnétiseur, à son éducation, etc., on doit mentionner celle-ci :

« Dans notre climat, le temps sec et chaud paraît être le plus favorable à la magnétisation. Le milieu du jour fait gagner quelque chose.

« L'hiver, on doit magnétiser plutôt dans une pièce trop chauffée que pas assez; préférablement en plein air que dans un courant d'air.

« Les hommes qui paraissent avoir profondément réfléchi sur le magnétisme, les prêtres de l'antiquité, l'appliquaient loin du bruit, dans les temples, où l'âme recueillie permettait au corps d'en ressentir, d'une manière plus puissante encore, les énergiques effets. Le magnétiseur également éprouvait aussi moins de contrainte, moins de distraction, et sa pensée n'était nullement contrariée.

« Souvent on a vu, il est vrai, des faiseurs de miracles opérer sur des places publiques ; mais, outre qu'ils ne s'adressaient qu'à des malades atteints d'affections nerveuses, et par conséquent impressionnables, ils avaient pour eux *la foi*, qui remue l'âme, et une force morale qu'ils tenaient de leur genre de vie ; car l'austérité, qui donne peu aux sens, affine l'esprit et développe singulièrement la propriété magnétique.

« J'ai observé que le temps brumeux, pesant, celui qui vous porte vous-même au sommeil, à la paresse, diminuait les forces magnétiques.

« Si, dans une chambre où vous magnétisez, plusieurs personnes occupent votre attention, celle sur qui vous dirigez votre action se ressentira de vos distractions et sera moins impressionnée.

« Si des personnes déjà magnétisées antérieurement sont placées près d'un autre sujet d'expérimentation nouveau pour vous, il suffit même qu'elles

soient dans la même chambre, vos émissions magnétiques peuvent être détournées de leur direction
et aller frapper leur système nerveux.

« Vous réussirez plus sûrement, plus promptement, dans une chambre où vous magnétisez souvent, que dans un lieu toujours nouveau. Le magnétisme, comme les odeurs, semble s'attacher aux
corps et y rester très-longtemps.

« J'ai remarqué que, certains jours, *tous ceux que
je magnétisais* étaient *vivement impressionnés*, et
cela en quelques minutes, tandis que dans d'autres
temps, où je n'apercevais en moi aucune différence,
j'avais beaucoup de peine à obtenir quelques effets
appréciables dans un temps plus que double.

« Vous remarquerez qu'il est des jours où les effets s'obtiennent plus tôt en employant une main
préférablement à l'autre ; les malades sentent la différence qu'il y a dans l'action de ces conducteurs.
Mais vous-même, si vous faites attention, vous re-
connaîtrez ce fait d'observation, que j'ai eu l'occasion de constater plus de cent fois.

« Le magnétiseur qui se charge, moyennant sa-
laire, de magnétiser un malade, doit se pénétrer
que le bien qu'il peut faire est en raison de sa conduite et de son travail. Il doit, pour avoir des forces
à sa disposition, éviter soigneusement les excès qui
les dissipent. S'il s'adonne aux femmes, il n'a plus

qu'une volonté sans valeur, il ne peut plus rien ; et, en supposant qu'il produise des effets, ils sont illusoires et n'opèrent aucune modification sérieuse dans les symptômes de la maladie qu'il est chargé de guérir. S'il est distrait, préoccupé, eût-il des forces, elles n'obéissent point ou sont perdues, car elles ont besoin d'un désir et d'une pensée constante vers le bien.

« Ce n'est que par un effort de pensée et un véritable travail moral, soutenu pendant un certain temps, qu'on peut produire plus que des effets : la guérison. Une magnétisation est un travail sérieux, fatigant même ; votre organisation doit en souffrir un instant, car vous avez distrait de vos forces pour les faire passer en autrui. Si ce n'est pas la charité qui est votre mobile, que vous ayez mis un prix à vos soins, c'est un vol que vous faites à celui qui vous paye si vous ne remplissez pas les conditions que nous venons de vous faire connaître.

« Lorsque le magnétisme sera plus généralement connu, plus étudié, on saura que nous connaissions bien toutes les conditions nécessaires pour obtenir des succès. Mais longtemps encore, nous le craignons, cet agent ne sera considéré que comme ayant peu de valeur, tandis que les instruments qui le dispensent devraient seuls être accusés d'imperfection. » (DUPOTET, 1846.)

Ainsi que je l'ai dit, et à l'effet de donner une plus grande valeur persuasive à ce chapitre, j'ai voulu l'étayer, le corroborer du dire d'hommes éminents dans la science magnétique ; j'ai puisé à pleines mains dans le but d'édifier mes lecteurs quant aux vérités que je désire qu'ils reconnaissent, aussi bien comme j'appelle leur attention sur le mérite des œuvres de ceux dont j'ai cité l'opinion. Ce sont des maîtres excellents à consulter, et dont je me suis souvent inspiré, bien que je ne partage pas tous leurs principes d'une façon absolue. En les citant aussi longuement que je l'ai fait, j'ai voulu faire acte d'estime en faveur de leurs ouvrages : rien ne m'eût été plus facile que d'alambiquer leurs idées émises et de paraître m'en attribuer le mérite ; c'eût été une lâche compilation, et j'ai dû certainement préférer à pareil acte leur faire honneur de leurs travaux en les nommant, leur rendre hommage en les citant textuellement.

Encore quelques mots avant de passer au chapitre suivant.

J'ai indiqué comment on pouvait arriver à produire facilement des effets sensibles en magnétisme ; mais j'ai rencontré parfois, de par le monde, des personnes qui redoutaient d'essayer leur action par crainte de provoquer des accidents regrettables auxquels il leur pourrait être impossible de porter

remède. Je dirai donc à ces personnes si timorées
que leurs craintes sont non-seulement exagérées,
mais encore très-mal fondées ; car, n'admettant, en
général, à l'effet d'essayer du secours du magnétisme sur leurs semblables, que des hommes parfaitement sains d'esprit et de corps, j'ajouterai que
de tels hommes sont toujours à même de modifier,
apaiser et effacer complétement, par la seule puissance de leur volonté bien dirigée, des effets qui,
pour se produire, n'ont eu d'autre véhicule que leur
volonté même. Mais enfin, en admettant encore que,
par aventure, un homme constamment sain d'esprit et toujours maître de lui en vînt à perdre toute
présence d'esprit dans un moment où il aurait produit des crises qui l'effrayeraient et qu'il se croirait
impuissant à calmer, ce qu'il aurait de mieux à faire
ce serait de rentrer dans une passivité intentionnelle
absolue ; et, après s'être assuré que son sujet ne
peut se blesser, de *s'éloigner de lui* tout en ayant
soin de le mettre en contact avec l'air libre de l'extérieur : car il faut, pour qu'il revienne à lui complétement, que le sujet récupère, au sein de la substance universelle qu'il va dès lors s'assimiler, tout
autant qu'il lui faut pour pouvoir chasser hors de lui
le principe perturbant qu'a fait pénétrer en lui son
magnétiseur, sous forme de fluide intentionnel.

Ainsi, dans la prévision d'un cas pareil, je dis à

l'homme effrayé et ne pouvant : « Assurez-vous que votre sujet ne peut se blesser en restant seul; ouvrez les fenêtres de votre appartement ou placez-le au milieu d'un courant d'air, comme vous feriez à l'égard de personnes ayant un évanouissement; agitez l'air autour de lui avec une serviette, afin de détruire extérieurement la plasticité de votre fluide qui l'enveloppe; tâchez de lui faire prendre un verre d'eau fraîche, ce qui n'est autre chose que de l'air condensé; puis éloignez-vous de lui en l'isolant en même temps de toute autre personne : car vous ignorez, alors que par le magnétisme vous avez extraordinairement développé sa susceptibilité, vous ignorez si ce n'est pas le fluide d'autrui, si ce n'est pas un fluide quelconque dont les meubles ou les murs de l'appartement ont conservé l'arome, qui produit tous les désordres dont vous êtes témoin; et cela par cette simple raison, que ces fluides divers, pouvant se combiner mal avec le vôtre, ont été absorbés en même temps par votre sujet, qui ne peut se les assimiler, et est dans l'impossibilité de vous rendre compte.

« Laissez-le donc libre, isolé et à l'air libre; et votre sujet sera bientôt rendu à lui-même, jouissant de la même tranquillité qu'il éprouvait avant que votre action se manifestât. »

MÉDITATION.

DE LA PRIÈRE.

Dans un état social conduit à cette situation que les biens de ce monde originairement créés par Dieu en vue du bonheur de tous les hommes ont cessé de leur être communs, prier Dieu pour l'accroissement de son propre bien et l'accroissement de la fortune des siens est un acte que Dieu ne peut exaucer, en ce qu'il est d'abord contraire à la charité chrétienne et parce que la conséquence en serait préjudiciable à ceux aux dépens de qui cet accroissement aurait lieu ; lesquels Dieu doit toujours environner et protéger de son amour.

Nous devons chérir et honorer Dieu constamment, et le remercier souvent ; mais nous devons surtout nous efforcer à le chercher et à le comprendre.

Dieu est parfait dans ses œuvres aussi bien que dans son principe ; et, quoiqu'il ne nous soit point donné de pouvoir toujours apprécier les voies par lesquelles il nous conduit, c'est en vertu de cette perfection, que nous devons reconnaître, que nous sommes appelés à comprendre que Dieu ne peut rien ajouter ni rien retrancher à ce qui est : car, s'il lui arrivait d'ajouter ou de soustraire, cet acte impliquerait la non-perfectibilité antérieure.

Or, Dieu étant parfait en principe, et tout ce qu'il a fait devant être parfait, bien que ne pouvant l'être qu'en son temps, il ne peut pervertir l'ordre de ce qu'il a établi volontairement et en l'état conscient.

A quoi sert la prière alors, Dieu étant immuable dans sa volonté?

La prière ne peut être le fait du sage, mais bien celui du malade ou du coupable. Le sage se confie en Dieu et ne peut pousser l'erreur jusqu'à croire qu'il lui sera possible de lui faire changer ses arrêts. S'ensuit-il qu'il faille proscrire la prière? Hélas! non; car, si le sage peut se dispenser d'y recourir, elle peut cependant profiter au malade et peut-être même au coupable. Le coupable peut témoigner d'un repentir fervent, alors qu'il ne lui est plus donné de réparer la faute commise envers celui qu'il a offensé ; mais qu'il y prenne garde : Dieu le voit et Dieu le sait mieux encore qu'il ne se sait lui-même, car Dieu est la lumière! et, la lumière étant partout, on ne peut tromper Dieu.

Il faut donc que son repentir soit bien sincère et sa prière bien fervente, s'il veut, avec quelque apparence de raison, pouvoir espérer en ce monde qu'il réalisera en l'autre vie un sort préférable à celui qu'il redoute d'avoir mérité. Et ici, dans la prière, gît une consolation appréciable pour ceux que torturent les remords inséparables de toute grande erreur.

Quant au malade, pour lui la prière fervente n'est autre chose qu'une concentration d'esprit sur lui-même et en lui-même : au lieu de s'expandre et de se sécréter par tous les pores de son être, absorbé qu'il est lui-même par la préoccupation de son mal ; demandant instamment à Dieu de le guérir et ayant dès lors confiance en Dieu et en sa guérison, il agit puissamment sur lui-même et d'une façon magnétique, par l'effet de sa propre concentration et de la direction qu'il imprime aux fluides vitaux qui sont en lui. L'acte de la prière fervente peut donc suffire chez lui à opérer en bien des cas sa guérison par lui-même, mais là s'arrêtent pour le sage les béatitudes à attendre de la prière.

CHAPITRE III.

DE LA VIE ET DU FLUIDE MAGNÉTIQUE.

Et ici, par la vie, entendant la question d'exister et non celle de naître, je me suis demandé : Qu'est-ce que la vie ? Quel est l'élément qui concourt le plus à sa durée, comment agit-il sur nous et que devient-il après nous ?

Pour moi, la vie n'est autre chose que l'aspiration continue de l'air qui nous environne, en tant que cet air est pourvu des propriétés nécessaires au déploiement de nos facultés, et que la puissance d'aspiration est dévolue à nos organes. Car si, pour vivre, une fois produit, l'homme a besoin de lumière autant que de mouvement, s'il a aussi besoin d'aliments, le plus grand et le premier de tous ses besoins, c'est surtout celui de l'aspiration de l'air, puisqu'il résisterait bien plus longtemps à la privation de tous ses autres besoins qu'au manque d'air.

Ceci posé, et voulant relier ma première question

7.

à cette autre, je me demande ce qu'est le fluide magnétique, d'où il dérive, à quoi il concourt, et en vertu de quelle loi il agit sur notre organisme.

Force est bien d'en convenir, je vois que le fluide magnétique n'est autre chose que cet air ambiant aspiré par nous, nous pénétrant, en s'infiltrant dans la matière, des éléments constitutifs de facultés physiques et morales se déployant en nous et s'en dégageant ensuite. Mon opinion, qui plus est, est que ce fluide existe chez tous les êtres animés, non point à l'état passif, mais à l'état d'absorption, d'assimilation et d'émission continue ; les déchargeant, par ce dernier acte, d'une trop grande accumulation de force. Cette émission continue est chez nous, relativement à la nature de notre organisation, une puissance de pondération.

Que si cette émission est suspendue parfois; que si elle n'a pas son cours régulier, c'est toujours au préjudice de notre état normal. Mais il nous est donné, la volonté aidant, la faculté d'émettre ce fluide en quantité abondante, de le diriger, d'en pénétrer les corps quels qu'ils soient, sans qu'il en résulte pour nous d'autre besoin, après de puissantes émissions, que celui de nous reposer quelque peu et d'attendre que de nouvelles aspirations d'air vital nous aient rendu les forces dépensées. Facilement restaurés, nous pouvons, comme d'abord, par le seul fait de la volonté, procéder à nouveau et sans péril à de nouvelles émissions, la volonté simple ayant chez nous une force de percussion, et notre puissance d'émission étant non pas précisément en raison directe de nos forces physiques, mais bien en raison directe de notre faculté d'aspiration, d'absorption et de concentration d'air vital.

J'ai dit que l'air que nous aspirons nous pénétrait, en s'infiltrant dans la matière, des éléments nécessaires aux facultés physiques et morales se développant en nous : oui; et si bien, qu'au moyen de l'émission volontaire de cet air d'abord animalisé, puis fluidifié en nous, nous pouvons, aidés de procédés magnétiques, agir sur le physique comme sur le moral des individus à l'égard desquels notre action s'exerce.

Nous pouvons durant l'action, mais seulement en tant qu'elle a lieu, accroître leurs forces physiques aussi bien qu'étendre leurs facultés morales; nous pouvons enfin, sous l'influence de cette immixtion de notre propre fluide s'ajoutant au sien, accroître considérablement les forces connues de l'être que nous dominons dans le somnambulisme, aussi bien comme nous pouvons ajouter à sa puissance d'élocution et d'intelligence ordinaire.

Alors qu'il a pu jouer un tel rôle, alors que sa présence a provoqué de tels prodiges, que devien après nous ce fluide miraculeux ? Est-il à jamais perdu ? Dans quel état fait-il retour à cette masse où nous l'avons puisé et qui nous a sustentés ?...

Oserai-je dire maintenant qu'après m'être mûrement interrogé à cet égard je suis presque parvenu à me faire une croyance ?

De cette croyance il résulte pour moi un haut enseignement philosophique ; car, de même que les végétaux aujourd'hui réduits en poussière ont concouru à l'épuration d'une certaine masse d'air difficile à vicier désormais, de même l'homme me semble avoir été appelé, par sa présence et son passage en ce monde, à un constant travail d'épuration ; mais, supérieur aux végétaux, l'épuration à laquelle il concourrait serait tout aussi morale que physique : car, après lui, il laisserait à la masse vivifiante une teinture des idées qui auraient germé, qui se seraient développées en lui ou dont il aurait élargi le cercle.

Son intelligence, dégagée du lien charnel, s'expandrait consciente du passé et de l'avenir, tout en se réunissant en Dieu à la masse des intelligences déjà épanouies ; mais elle accroîtrait, en l'enrichissant, cette masse chaque jour mieux épurée, d'où dériveront les intelligences futures... Et c'est là qu'il faut voir le progrès incessant de l'esprit humain, cette étincelle divine qui acquiert d'autant plus de

splendeur, que Dieu, en son immuabilité probléma-
tique, accroît d'autant plus sensiblement la magnificence universelle, et élève davantage chaque jour
le niveau humanitaire auquel sa félicité et sa gloire
sont forcément reliées.

Pour en venir aujourd'hui à douter moins de cet
éternel travail d'épuration intellectuelle dû au continuel passage de l'homme, il me suffit d'envisager
qu'une terre dès longtemps foulée par sa présence
lui est sous tous les rapports préférable à une terre
vierge ; puis aussi, combien les grands centres d'ag-
glomération humaine portent en eux de germes se
développant chaque jour ; combien l'homme, déjà
fait et quoique encore inculte, se façonne vite au
sein des grandes cités. Certainement que le contact
d'êtres animés et plus intelligents qu'il ne fut jamais, certainement que la vue de leurs œuvres va
élargir la base de ses idées ; mais je sens que je me
laisse volontiers aller à croire que l'air même qu'il
aspire alors imprègne ses organes intelligents d'une
teinture d'idées préexistantes qu'il va élaborer et développer en proportion de la puissance dont ces organes sont doués chez lui. Puis à son tour et comme
chacun de nous, simple jalon dans une route inconnue, il succombera, enrichissant sans doute l'espace
et l'avenir selon la mesure de son travail et l'énergie
de ses aspirations.

MÉDITATION.

QU'EST-CE QUE LA MORT?

Je meurs, et bientôt je m'épanouirai dans le sein de Dieu; ou bien je vais, suivant l'expression du célèbre Plotin, réunir ce qui existe de divin en moi à ce qui existe de divin dans l'univers. Mais est-ce à dire que j'existerai éternellement *sous forme d'âme,* et qu'en cet état tout relatif et très-individuel *j'aurai — éternellement —* la conscience de mon état antérieur?...

De même qu'un grain de sel, de même qu'un million de grains de sel jetés à la source d'un fleuve vont se trouver mêlés à l'immensité de ses eaux dans tout son parcours, puis s'étendre dans l'Océan: de même, par la vie aussi bien que par la mort, nous nous mêlons à l'immensité, nous nous mêlons à tout ce qui est, et tout ce qui est participe de nous, ainsi que nous participons de tout ce qui fut comme de tout ce qui est.

Mais de ceci que le raisonnement implique nous n'avons pas conscience parfaite; et, bien que chacun de nous procède en égale partie de toutes ces centaines de millions d'individus antérieurement épanouis, il n'est aucun qui puisse dire plus que tel ou tel autre qu'il a du Sésostris, de l'Alexandre ou du César dans le sang, et cependant il en a...

Eh bien! du moment qu'apparaissant en ce monde nous ne portons pas en nous la conscience exacte de ce dont nous participons; du moment que, nous développant en intelligence, nous n'en acquérons pas la conscience analytique durant notre vie, comment pouvons nous croire qu'après notre mort, c'est-à-dire alors que la matière constituant notre corps, tellement saturé de notre intelligence que toutes ses parties obéissent à tout instant à ses impulsions, sera épanouie entièrement dans l'univers et y sera plus étendue encore que n'est le grain de sel qui, dissous dans l'immensité des eaux, a perdu et sa forme et le goût qui lui étaient propres; comment pouvons-nous croire qu'en cet état nous demeurerons sous forme d'âmes et confinés en cet état individuel, *éternellement* conscients de ce que nous fûmes et de ce que nous fîmes sur cette terre?

CHAPITRE IV.

DE L'AME, DE LA VIE ET DE LA MATIÈRE.

De ce qui précède il résulte suffisamment que, pour moi, l'âme c'est la vie, la vie plus ou moins sensiblement reliée à ce souffle divin plus ou moins développé, que nous nommons intelligence; et que la vie, l'intelligence et l'âme sont même chose. Quel que soit, ensuite, mon désir d'immatérialiser et d'éterniser, pour compte relatif de chacun de nous, ce principe indestructible qui est en nous et que nous qualifions d'âme, il m'est impossible de le voir ayant, sinon une forme, du moins une apparence tant soit peu vaporeuse acquise *a priori*, une essence particulière parfaite *a priori*; le tout, sans analogie comme sans rapport avec la matière, bien qu'existant en elle et pour elle. Il m'est impossible de ne pas le rattacher à une essence physique, générale, bien qu'invisible: à ce qu'enfin nous appellerons air ou substance universelle, et que je regarde comme le principal élément de la force de vie et de la toute-puissance génératrice, tant animale que végétale.

Par ce mot, âme, je crois que nous ne devons pas entendre autre chose que la somme la plus étendue, la plus complète, de notre intelligence, mêlée à nos plus nobles et à nos plus tendres aspirations, alors que nous jouissons de nos facultés physiques et mo-rales dans toute leur énergie et quel que soit le nombre d'années qui nous soient dévolues. Partant de ce point, et voyant toujours le principe de notre intelligence et, par conséquent, de notre âme, dans l'air vivifiant que nous aspirons, je me demande, eu égard à une âme autrement conçue, abstraction faite de la forme, du volume et de la place qu'elle devrait occuper en nous, je me demande, d'abord, à quel moment elle viendrait prendre possession de notre corps, d'où elle émanerait, et en quel état de puissance et de perfection elle s'offrirait.

Si je pouvais, en ce moment, me laisser entraîner par ce qu'a de séduisant, d'attrayant, le beau dans l'idéal, je me représenterais chaque âme une et impérissable ; je me les représenterais en même temps parfaites à ce point, qu'aucune perfectibilité ne puisse s'ajouter non plus que s'altérer en elles ; je les souhaiterais, enfin, resplendissantes du vif éclat de la lumière jaillissante d'un flambeau offert tout à coup au milieu des ténèbres : elles m'apparaîtraient

8

ainsi dans toute la majesté que l'imagination leur a souvent prêtée et telles que je pourrais me complaire à les rêver. Mais, malheureusement, à quelque moment que l'âme s'introduise en nous, et d'où qu'elle vienne, son état de puissance et de perfection est tellement faible, qu'il n'est point senti, et que ce n'est peut-être qu'à notre insu qu'elle s'immisce en nous.

S'il en était autrement et qu'elle dût ne pas croître en même temps que nos facultés physiques, notre intelligence, toujours dans son *summum*, nous illuminerait dès le berceau; ou bien, à telle ou telle époque de notre vie, il y aurait instantanément transformation sans doute, mais, surtout, accroissement subit de cette intelligence. Cependant il n'en est pas ainsi, et il reste difficile d'indiquer à quel âge de la vie l'âme parfaite viendrait se joindre au corps.

Maintenant, s'il fallait s'arrêter à l'idée d'une âme existante *a priori*, d'une âme expectante quant à la formation du corps qu'elle devrait occuper, et qu'elle ne pénètre qu'insensiblement, au fur et mesure d'un certain nombre d'années à acquérir pour la posséder complétement, je demanderais qu'on me dise si cette âme dort ou veille en attendant ce corps? De quelle substance elle s'est formée en l'absence de ce corps? À quel degré elle est passive ou impassive, eu égard à la formation du corps; et, si elle est pas-

sive, à quel moment de la vie commencera son im-
passivité et comment elle se manifestera ?

Quiconque comprend l'âme, autrement que je
cherche à me l'expliquer, doit pouvoir la définir
analytiquement dans sa forme comme dans sa substance, et doit la rendre appréciable par des lois
physiques, car tout, dans la nature, se rattache à
des lois physiques, à des lois d'une vérité infaillible,
indubitable, incontestable et palpable.

Ces lois sont comprises ou incomprises : lorsqu'elles sont comprises, elles peuvent être expliquées et définies clairement aux plus inintelligents ;
mais, lorsqu'elles restent indéfinissables ou qu'elles
sont expliquées avec obscurité, cela veut dire qu'elles
sont mal comprises, même par celui qui, voulant
les rendre claires et précises, se sent constamment
échouer. Dès lors, loin de pouvoir nous pénétrer
d'une façon absolue, il nous laisse à douter du mérite réel de son système, quelque ingénieux qu'il
soit, et il demeure permis à chacun de comprendre
et de s'expliquer différemment ce dont on s'est ef-
forcé à lui donner une définition dont le mérite n'est
pas péremptoire. Car, en supposant que l'âme et la
vie, constituant deux choses à part, l'une doive se
relier à l'autre dès qu'il y a commencement de vie,
il découle de la progression physique et intellectuelle
de notre individu que l'âme a besoin, pour mani-

fester sa présence intelligente, la développer et l'étendre, de la présence et du développement progressivement extensif et mûri de la matière, sans laquelle il n'y aurait ni vie, ni âme concevables.

Ne s'ensuit-il pas que, quand la matière, s'affaissant d'abord, devient inerte et se décompose ensuite, l'âme, unie à la vie, qui a eu un tel besoin de développement de la matière, s'est réduite, comme la vie, à l'expression toute physique de notre dernier souffle, de notre dernière vapeur? et ce souffle et cette vapeur ne sont que de l'air aspiré d'abord, élaboré et assimilé, et puis, enfin, mal contenu et s'échappant, en dernier lieu, sous forme d'expansion fluide plus ou moins dilatée, retournant à son principe.

Passant à un autre ordre d'idées qui me ramèneront au point dont je m'écarte, et relatives à l'intervention toute-puissante d'un être enveloppé de mystère, d'un Dieu créateur de toutes choses ; ce Dieu, ou plutôt cette puissance créatrice se révélant à nous par des œuvres que nous n'atteignons pas et que nous nous expliquons diversement, je dirai que de cette diffusion à ce sujet naît pour chacun une différente façon de concevoir quant à notre existence et à celle du monde que nous peuplons. Celle que j'ai été conduit à me faire relativement à l'une et à l'autre corrobore chez moi en s'y reliant tout ce que que j'ai déjà exposé.

J'en demande pardon à ceux dont je puis heurter les saintes croyances, mais je n'hésiterai pas à dire que je n'ai jamais cru et n'ai jamais eu besoin de croire à un Dieu rédempteur ou rémunérateur des bonnes ou mauvaises âmes, la droiture de ma conscience m'ayant suffi jusqu'à ce jour. J'ai donc pu, par suite et sans crainte, m'efforcer à envisager le Maître de la nature; et, dans ma théorie, qui est loin d'être orthodoxe, loin d'affirmer qu'il avait pourvu chacun de nous d'une âme à jamais immortelle et consciente d'elle-même, j'ai commencé par me demander si, eu égard aux proportions comparativement mesquines de notre planète, nous pouvions être sérieusement certains qu'il eût la préoccupation *constante* de notre monde des infiniment petits; si nous avions jamais été dignes de fixer son attention, et si même la formation de notre globe était un fait dépendant ou indépendant de sa volonté.

Si de ce que notre monde est habité nous pouvons en inférer logiquement que les autres le sont, nous pouvons aussi avec la même logique, et toutes proportions gardées, inférer que les habitants de certaines planètes sont bien supérieurs à nous tant en forme qu'en intelligence; et, si nous sentons combien peut être grande notre infériorité relative, je puis croire que ce qui est aujourd'hui notre globe,

8.

et nous-mêmes et tout ce qu'il comporte, ne furent à l'origine, si je puis m'exprimer ainsi, qu'une émanation inattendue et en quelque sorte involontaire, issue d'autres globes plus étendus, et en tout plus parfaits que le nôtre.

Nous avons pu être une conséquence de leur présence, mais non un fait digne de fixer la pensée, encore moins la volonté du Créateur, qui n'a pu, en outre, s'occuper de former pour chacun de nous une âme plus ou moins belle, plus ou moins bonne, plus ou moins bien trempée, susceptible de fonctionner plus ou moins longtemps suivant la durée d'existence plus ou moins décevante assignée à chacun de nous. Et, ici, notez bien en passant que si cette âme, dont la vertu ne nous rend pas éblouissants d'intelligence dès que nos yeux s'ouvrent à la lumière, ne nous pénètre que graduellement durant certain nombre d'années, ceux dont la mort est prématurée n'auront possédé que la moitié, le quart ou la centième partie d'une âme selon qu'ils auront vécu ; l'excédant de cette âme privée de maturité étant sans doute, par compte à demi, ou en participation relative, mis en réserve pour d'autres décédant dans des cas identiques : en sorte qu'il y aurait des fractions d'âmes à l'infini, et sans doute une comptabilité à laquelle concourraient tous les saints du paradis.

Notre globe a trouvé son élément constitutif dans cette sécrétion aqueuse qui a formé le limon; et, dès que ce limon s'est trouvé actionné par la fermentation et l'air environnant, le feu s'est produit et a épuré la matière en la solidifiant. C'est du concours de ces quatre éléments réunis que sont nées ces trois immenses familles qui forment les trois règnes; mais, participant certainement en toutes choses, rien que par notre état d'émanation, de facultés propres aux autres mondes, nous avons surgi, en tant qu'animaux, végétaux et minéraux pourvus d'une puissance de reproduction que nous puisons aux sources de la vie, c'est-à-dire dans ce même air qui nous environne et qui est antérieur à nous, indépendant de nous, et auquel minéraux, végétaux et animaux, nourris, entretenus par lui, nous reportons tout ce qui est en nous; car notre matière elle-même se volatilise et se fluidifie à ce point, que d'une succession de plusieurs milliers de générations successivement éteintes il ne reste pas même un grain de pesanteur en plus pour notre globe.

MÉDITATION.

MANDUCATION.

Si toutes ces misères communes à tous les hommes, telles que la faim, la soif, la fatigue, la maladie et l'immense cortége des peines morales susceptibles de les affliger à tout instant, ne les invitaient pas à tendre continuellement à développer dans leur cœur ces sentiments de charité et d'amour du prochain que doivent leur révéler une origine et une fin communes, ne suffirait-il pas, pour abaisser l'orgueil des plus altiers, de cette pensée qu'emporte avec elle l'idée de ces matières immondes sécrétées par chacun, répandues sous forme d'engrais à la surface d'un sol qu'elles fécondent, tout en condamnant l'égoïste et l'oppresseur à se sustenter du fruit des déjections de leurs valets, de leurs esclaves et de leurs victimes; Dieu les contraignant par cette trituration à une humilité en laquelle ils doivent se confondre ?

Mais là ne s'arrête pas ce que doit apercevoir l'homme sérieux à travers l'acte de la manducation; car il y voit la preuve qu'après avoir tout élevé dans sa région, et ne reconnaissant au-dessus de lui que la supériorité de Dieu, il est certainement appelé à le réaliser à force d'épanouissement.

Et, en effet, qui peut douter que ne soit donnée à l'homme la faculté de parfaire sans cesse son être tant physique que moral, et d'affirmer qu'un jour il réalisera Dieu lui-même, alors que nous le voyons élever continuellement dans sa propre sphère animaux et végétaux, les rendre identiques à lui, et opérer ainsi ce mouvement de transformation d'animaux et végétaux en hommes intelligents?

Que je prenne quelques jeunes hommes et quelques jeunes femmes dépourvus de tous biens, et, leur donnant troupeaux et hectares de terre, que je leur dise : « Travaillez, croissez et multipliez, » ils cultiveront leur champ, nourriront leurs troupeaux; et, se sustentant du laitage et de la chair des animaux, et des végétaux du champ, ils se maintiendront dans la vie, renouvelleront leur sang, accroîtront leur chair, puis procréeront des êtres humains qu'ils sustenteront également des produits animaux et végétaux. N'auront-ils pas alors élevé dans leur sphère animaux et végétaux, et n'en auront-ils pas transformé l'essence en êtres humains, intelligents, et n'est-ce point là de l'incarnation et de la transsubstantiation naturelle et de tous les instants?

La matière, calcinée, divisée et ramollie par le contact des eaux, devint sédimenteuse, et per-

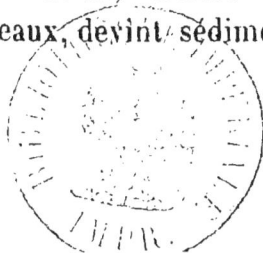

mit le développement de certains végétaux qui produisirent l'humus. Avec les végétaux surgirent les animaux; animaux et végétaux virent naître et sustentèrent l'homme, qui, bien que né vagissant, trouva en lui la force de s'alimenter, ce que pourraient nous dire les espèces antérieures et éteintes, comme tant d'autres, par suite des successifs bouleversements de notre globe.

L'homme remonte à Dieu, parce que, dans tout état concevable, même dans le chaos, se trouve l'élément divin dont l'homme, transition ascendante, se dégage toujours pour remonter à son principe; et c'est ainsi que l'on peut dire que tout ce qui *est*, étant de Dieu, *est Dieu*, car il est impossible de trouver une solution de continuité entre Dieu et tout ce qui est.

CHAPITRE V.

Non, l'homme n'est pas poussière, et si, effectivement, il se change en poussière, il ne peut même pas prétendre à demeurer poussière ; car la poussière est quelque chose d'une consistance palpable, et, quant à lui, il devient physiquement moins que cela ; et pourtant toujours il prétend à une éternité intelligente et consciente — à jamais — de son *antériorité humaine*.

Il parle de son âme immortelle et consciente, et, en quelque sorte, stéréotypée dans une forme donnée, comme si, hors de lui, son âme, consciente de sa vie terrestre écoulée et s'éteignant, pouvait être nécessaire ou même utile à quelque chose, soit en ce monde, soit en cet autre dont il rêve. En tant qu'il vit en corps et en âme, état, quant à l'aspect utile, déjà supérieur au simple état d'âme, il ignore généralement d'où il vient, pourquoi il existe et où il va ; il ne se sent individuellement nécessaire à rien quant à l'existence et au mouvement de l'univers, et il a la folie de croire que, dégagée de la matière qui l'environne et la lui rend sensible, son âme, bien que seule, peut avoir une destinée ! Destinée que sa vanité seule lui fait apparaître immortelle et toujours consciente de son passé très-humain et rien qu'humain.

Pourquoi Dieu l'a-t-il créé ? Il n'en sait rien, et il devrait se trouver stupéfié par l'impossibilité de résoudre un tel problème. Mais non ! il veut parler ; il veut faire croire qu'il sait ; et, prêtant à Dieu des mobiles qui ne pourraient naître que de sentiments aussi étroits que ceux qui l'animent, il va, se mentant à lui-même, disant que Dieu l'a fait pour être aimé et adoré par lui ; que n'ajoute-t-il aussi : et encensé par lui, bien que l'encens qu'il lui consacre dans ses temples soit inférieur aux parfums de sa toilette et rejeté de ses salons.

Mais qu'a besoin Dieu de son amour, qu'il ne recueille même pas, et de son adoration hypocrite ?

Je conçois ces grands de la terre qui, élevés aux fonctions suprêmes, et se sentant de même matière et soumis aux mêmes accidents que les plus humbles d'entre les hommes, cherchaient à faire prendre le change sur leur nature ; ils voulaient, en étonnant les sens, commander l'admiration, l'adoration, s'il leur était possible encore. Un ordre de leur part suffisait pour ébranler des masses humaines et les faire marcher à la mort; sur un de leurs désirs avaient lieu des fêtes dont rien ne surpassait la magnificence, si ce n'est l'admirable et continuel spectacle de la nature. D'un mot, comme Trajan, ils rasaient une montagne, et, en une colonne, s'érigaient monumentalement en sa place; ou, comme Louis XIV, du fond d'un marais, ils faisaient surgir un palais somptueux entouré de ravissants jardins, sans songer que Dieu, dans sa toute-puissance, peut anéantir ou créer en un instant mille fois plus que cela.

Ces hommes avaient besoin de se grandir aux yeux de leurs semblables, et pour cela il leur fallait masquer leur base d'argile : leur faisant voir qu'ils pouvaient plus qu'aucun d'eux, ils leur montraient en cela qu'ils étaient supérieurs à eux.

Cependant, en agissant ainsi, ces hommes dépouillaient toujours le faible et se créaient des ennemis ; c'est alors que, non contents d'avoir commandé aux uns l'enivrement de l'admiration, ils recouraient aux largesses pour commander l'amour à ceux qu'ils comblaient de leurs faveurs, afin qu'ils les aidassent à contenir les mécontents. Continuel asservissement de l'homme par l'homme : Caïn et Abel se retrouvant toujours au fond des choses !

Dieu a-t-il besoin de commander de tels sentiments ? Dieu serait-il donc orgueilleux et pusillanime ? Il ne peut avoir la crainte d'aucun ennemi ; et, quant à la beauté de ses œuvres, cette beauté est éternelle, lui seul ayant le pouvoir de les animer du souffle de vie. L'homme, au contraire, en est réduit à n'édifier qu'avec des matières mortes, matières, quelles qu'elles soient, dont la vie augmentative se retire dès qu'il les emploie, pour faire place à la vie de décomposition : de là leur fragilité.

Si Dieu, relativement aux petites passions que nous lui prêtons, pouvait se complaire dans l'adoration telle qu'on nous l'explique, pourquoi, pouvant tout, n'eût-il pas fait l'homme de cinq à six cents pieds de haut, au lieu de le faire de cinq à six pieds ? son orgueil eût été bien plus satisfait de voir de tels géants s'humilier dans la poussière, alors qu'il les eût étonnés par les foudres du Sinaï.

Non ! Dieu n'a pas besoin d'en imposer par de pareilles comédies ; il a le sentiment de sa toute-puissance, et il en connaît la réalité. L'homme seul croit nécessaire de faire accepter comme vérités les mensonges et les artifices à l'aide desquels il impose certain prestige : Dieu ne peut lui ressembler !...

Quel est donc l'avenir de l'homme ? quelle est sa destinée future ?... Qu'il s'efforce à mieux connaître et son Dieu et lui-même ; et, silencieusement recueilli, bien que croyant ignorer d'où il vient quand il naît, qu'il s'interroge attentivement, et il lui sera facile de voir où il retourne... Et tout, autour de nous, ne retourne-t-il pas à son point de départ?...

La mort peut-elle donc être autre chose que le retour à l'état précurseur de la naissance?

Celui qui touche au terme des misères de la vie doit, durant leur cours, avoir appris à mourir stoïquement, sachant qu'il abandonne, par la force des choses, ses affections les plus chères. Il doit savoir qu'il quitte la vie sans retour, et ne doit pas espérer que, du sein d'une destinée future que rien ne lui prouve, il puisse, à l'état d'âme, et se croyant ainsi plus rapproché de Dieu, obtenir, par des sollicitations indescriptibles, de participer en quoi que ce soit aux choses de ce monde, et surtout de tout modifier en faveur de ses affections terrestres.

L'homme, avant de naître, est moins que poussière, mais n'en est pas moins une émanation divine ayant eu puissance de se constituer homme; c'est en cet état d'émanation qu'il retourne après avoir cessé de vivre, et cela sans que, de tout son individu, un seul grain de gravité durable puisse l'éterniser où que ce soit. Son corps brûlé et sa cendre recueillie ne donnent pas plus exactement l'idée de ce qui se conservera de lui que la cendre du chêne ne donne l'idée du gland qui l'a produit. Cette cendre se dissoudra par l'action du temps. Recueillie et vitrifiée pour résister plus longtemps par l'effet de sa densité, on verrait son volume se réduire à des proportions infiniment petites ; mais le temps, qui triomphe des granits les plus durs, le temps, dont l'action les pulvérise et les dissout, dissoudra cette poussière humaine, et il n'en restera plus rien ni de saisissable ni de visible, car elle se sera insensiblement volatilisée et fluidifiée.

Ainsi finit la matière, ainsi finit l'âme, ainsi finit tout en ce monde. La nature est belle et nous charme : soyons bons, et nous charmerons peut-être notre Créateur.

Mais quel fut son but en nous créant ? Son but, c'est à coup sûr que nous fonctionnions sans cesse, tant en corps qu'en intelligence, durant la carrière que nous avons à fournir ! Quel est le nôtre lorsque nous créons tant d'ingénieuses machines que le temps, nous le savons d'avance, ne respectera pas plus qu'il ne nous respecte ? Est-ce pour notre plaisir ou pour notre utilité que nous les créons ? Qu'importe ! notre but, c'est qu'elles fonctionnent et qu'elles fonctionnent bien. Eh bien ! à nous, à qui Dieu a donné la connaissance du bien et du mal, du juste et de l'injuste, il nous est plus facile de nous bien diriger qu'à ces machines sans discernement. Remplissons, en suivant les lois qu'une bonne conscience trace à chacun de nous, le but que nous devons réaliser ; et quant aux conséquences finales de ce but rempli, Dieu, qui présentement a voulu nous les cacher, ne les cachera sans doute pas éternellement à l'humanité.

Notre superbe orgueil se trouverait à coup sûr extrêmement offensé si nous venions à apprendre qu'il nous a créés pour son bon plaisir ; et nous, qui créons tant de choses pour le nôtre et y soumettons tant de ses créatures, nous en viendrions sans doute à relever audacieusement le front, trouvant très-mauvais qu'il se jouât ainsi de notre excessive importance ! Nous oublierions en cet instant que sur cette terre nous sommes tous plus ou moins les jouets les uns des autres, et surtout les jouets des plus forts. Et, s'il s'en trouvait un plus fort que tous, et contre la volonté duquel toute résistance serait inutile : qu'il eût nom Barbe-Bleue ou Attila, notre devoir ne serait-il pas de nous unir en commun, de nous aimer et de nous assister les uns les autres ? Ressentons-nous d'ailleurs sur cette terre d'autres maux que ceux que nous nous causons nous-mêmes ? Dieu ne nous a-t-il pas entourés de toute espèce de jouissances et nous a-t-il même refusé le pouvoir de faire subitement retour en lui, si nous trouvons nos maux trop pénibles ou trop longs ?

Aidons-nous donc les uns les autres et consolons-nous, voilà quel est notre plus saint devoir et le but que nous devrons toujours nous efforcer à atteindre.

9.

MÉDITATION.

DU SUICIDE.

Le suicide de l'homme, dans bien des cas, n'est autre chose que le refuge précipité dans le sein de Dieu ; de Dieu éternellement juste et souverainement bon, qui créa l'homme dans le dessein qu'il réalisât un jour par lui-même le bonheur parfait.

Dieu a compris la domination que dans l'évolution sociale l'homme pourrait exercer sur l'homme, et il a fait que l'opprimé pût parfois vaincre la tyrannie, aussi bien comme il lui a donné le pouvoir de s'y soustraire par un retour en lui. Il n'a pas voulu que l'homme, *son essence*, eût un pouvoir illimité et indestructible sur *son essence même*, alors qu'il méconnaîtrait à l'égard de ses semblables cette loi de constant amour au développement de laquelle il doit toujours tendre ; c'est pour cela qu'il a permis que *son essence vitalisée et opprimée* pût à tout instant, par l'épanouissement, se soustraire à l'affliction trop grande. Je m'explique. Parmi tous les êtres qui peuplent le monde, l'homme seul est asservi par ses semblables ; Dieu l'a compris, et il a permis que l'homme brisât son joug.

Aucun des autres êtres n'exerce sur son pareil une action aussi arbitraire, aussi compressive, que celle de l'homme sur l'homme ; c'est pourquoi Dieu leur a refusé la faculté du suicide volontaire.

Et qu'on n'essaye pas de nous dire que l'oiseau privé de sa liberté, le chien déchiré à coups de fouet, le cheval éreinté à force de trainer de trop pesants fardeaux, souffrent peut-être bien autant que l'homme prisonnier ou esclave : non ! tous les animaux, quelle que soit leur condition, ne souffrent que de peines physiques, et celles-là ne sont rien comparées aux peines morales qui peuvent atteindre l'homme. Que si les animaux souffrent de peines morales, elles ne sont dans tous les cas que proportionnelles au développement de *leur instinct*.

Dieu, qui, sous le rapport de l'intelligence, a placé l'homme au faîte de la création, et a refusé aux animaux une intelligence conforme à celle de l'homme, ne leur a accordé qu'un *instinct* plus ou moins développé, et parfois si développé chez quelques-uns d'entre eux, qu'il *approche* à certains égards de l'intelligence humaine ; néanmoins il n'y a présentement que de l'instinct chez les animaux, qui tous, par conséquent, sont aujourd'hui, on peut le dire, soustraits à l'influence des peines morales.

Dans l'échelle relative de la création, l'animal est intellectuellement subordonné à l'homme. Que s'il y avait intelligence quelque peu développée chez les animaux, ne verrait-on pas cette intelligence progresser activement?.... Et le loup, dès lors, vivrait-il encore aujourd'hui de la même vie qu'il y a mille ans ; la race des renards creuserait-elle aujourd'hui ses terriers, et les pratiquerait-elle demain de la même façon qu'il y a mille ans ; l'oiseau qui chante chanterait-il toujours les mêmes notes qu'il y a mille ans, etc., etc. ? L'homme progresse en ce monde d'une façon constamment manifeste ; plus que tout autre, il est pourvu d'intelligence et de raison ; lui seul ressent l'intensité des peines morales ; et c'est en vertu de cela qu'il serait susceptible de souffrances dont la mesure serait sans limite, si Dieu n'avait permis qu'il pût s'y soustraire par la mort, dès lors qu'elles sont excessives. Ce privilége était dû à l'homme, en raison même de l'énormité des peines morales que le développement et la susceptibilité de son intelligence pouvaient accumuler en lui ; mais chez les animaux les peines morales se réduisent simplement à ce que comporte l'expression *native* de l'attachement instinctif.

Quant à ce qui est de la différence des facultés intelligentes inhérentes aux animaux, comparées à celles dont est pourvu l'homme placé au faîte de la création, il peut être facile, à l'aide d'une éducation convenable donnée aux enfants d'un sauvage, de faire surgir parmi eux des hommes supérieurs ; mais, quelques soins que l'on puisse avoir des petits d'un animal à instinct développé, en obtiendra-t-on présentement plus que de l'instinct ?

Alors qu'en vertu de la loi de progression continue des êtres et de tout ce qui est, l'animal aura réalisé la somme d'intelligence la plus grande qu'il puisse donner à concevoir, l'homme, assurément, sera bien près d'avoir réalisé Dieu. Toutefois, d'après la prodigieuse quantité d'espèces déjà éteintes, je crois qu'il est plus raisonnable de penser que, successivement, toutes les espèces devenues tour à tour inutiles à l'homme seront appelées à disparaître pour le laisser régner seul longtemps au delà.

Mais le retour vers Dieu, dans le but de s'affranchir d'une intolérable tyrannie et de réaliser Dieu plus intimement, est toujours une chose sainte. aussi bien comme tout suicide est une flétrissure imprimée à la société.

CHAPITRE VI.

DU JEU DE L'INTELLIGENCE SOUS L'INFLUENCE DU SOMNAMBULISME.

Pour qui ne s'est pas suffisamment appesanti sur les effets *tout à fait physiques* de l'action magnétique, il pourrait en résulter, à la première impression de certains cas de somnambulisme, que l'âme et la vie sont deux choses distinctes, dont la séparation est bien tranchée dans ces sortes de cas ; il n'en est rien cependant. et nous allons essayer de démontrer que l'on ne saurait y voir réellement autre chose que l'expansion des facultés intelligentes de la vie, d'autant plus étendues au dehors que le corps se trouve réduit à un plus grand état d'inertie.

Cette expansion, d'ailleurs, a même lieu fort souvent, et sous divers aspects, durant l'état de veille ; c'est ainsi que nous voyons au loin. plus au loin. bien au loin, à mesure que nous poussons plus de force de volonté vers l'organe visuel. Il en est de même lorsque notre voix s'étend dans l'espace, où souvent projetée qu'elle est par impulsion électrique, un écho lointain la répercute en dépit de l'étendue de la distance, etc. (1).

(1) Quelques personnes pensent qu'alors qu'un écho répète le bruit de la voix, ce n'est point parce que l'émission en est arrivée jusqu'à l'endroit qui la répercute, mais bien parce que, ayant communiqué à l'air une impulsion propulsive, l'air mis en mouvement atteint cet endroit.

Ceci, selon moi, peut être une erreur; car non-seulement notre voix éclate, mais encore elle s'étend démesurément. écartant l'air qu'elle rencontre dans son parcours : elle se fait jour, semblable en cela au caillou précipité dans l'eau, lequel. formant sans cesse des cercles autour de lui à mesure qu'il descend, indique suffisamment le refoulement qui s'opère : cette nécessité du refoulement de l'air environnant diminuant d'autant la portée de la voix. Mais ce qu'il y a surtout de merveilleux quant à la puissance de projection de la voix de l'homme, et que n'ignore quiconque s'est occupé d'acoustique. c'est que, prenant le son aigu. elle arrive à se faire distinguer à travers le plus formidable bruit : elle ne peut, par exemple, être éclipsée par l'instrumentation la plus assourdissante d'un nombreux orchestre, et aucun bruit connu n'y parviendrait, dit-on, car elle le *transpercerait*.

Enfin, je crois que, relativement, il en est du parcours de la voix, nonobstant l'ébranlement de l'air, comme du parcours d'un projectile ; et que, en raison de la force avec laquelle elle est émise, elle suit plus ou moins longtemps la direction dans laquelle elle est poussée. De même, lorsqu'une balle nous frappe, nous entame, quelque éloigné que nous soyons de son point de départ, c'est bien la balle qui nous frappe et non la commotion de l'air.

Ne sont-ce pas là des facultés d'extensibilité d'une puissance en nous-mêmes, qui se déploie sous la seule influence de notre volonté? Mais, en général, et pour ainsi dire, il y a suspension des mouvements du corps lorsque nous voulons pousser ou accumuler des forces vers telle ou telle partie de nous-mêmes.

Ainsi nous pouvons bien marcher, parler et voir tout à la fois, même élever la voix et courir en même temps ; mais, lorsque nous voulons voir ou entendre d'aussi loin que nos organes peuvent s'y prêter, nous avons instantanément besoin d'une sorte de suspension de mouvement, d'une sorte de recueillement momentané, durant lequel a lieu l'émission de la volonté et le fonctionnement des organes.

Un autre fait certain, c'est que, volontairement comme involontairement, l'homme peut diriger et accumuler le fluide magnétique qui lui est propre dans telle ou telle partie de son être, soit qu'il veuille imprimer une forte secousse à un objet susceptible d'une grande résistance, soit qu'il lui en faille porter un autre d'un grand poids, ou bien qu'il lui advienne d'être saisi tout à coup d'un violent courroux, qui lui fera pousser le fluide vers toutes les extrémités à la fois. Mais cette propulsion vers certaines parties ne peut avoir lieu qu'en produisant ensuite un affaiblissement dans d'autres ; si bien que, l'émission s'étant soutenue quelque temps, l'homme éprouvera d'abord une extrême faiblesse, puis un excessif besoin d'air : ses forces ayant été dépensées, il ne peut les retrouver qu'à la source commune.

Dans tous ces différents cas, l'homme n'agit qu'à l'aide de la seule somme de puissance que la nature a mise en lui : c'est bien autre chose dans le somnambulisme, où, nos forces naturelles pouvant être accrues immensément, l'action magnétique produira une effervescence de nos facultés réunies, les propulsera et les étendra démesurément au dehors, amenant de tels prodiges, qu'on en inférera que l'âme s'est séparée de la vie. Je soutiens, cependant, qu'il n'en est rien, et qu'il est impossible à l'observateur attentif de ne pas se pénétrer de plus en plus que l'âme et la vie ne sont qu'une même chose pourvue de facultés morales et physiques. Ces facultés sont relatives et diffèrent du plus au moins, suivant les individus ; mais, dès lors qu'un agent magnétique, ou fluide animalisé, nous étant étranger, a pénétré en nous, il met en action, en les surexcitant, celles qui nous sont propres, en même temps que, par l'addition qu'il porte en nous, il en accroît sensiblement les limites connues et concevables.

C'est ainsi que, quand notre action intelligente et

10

continue s'exerce sur un sujet, nous ne faisons d'abord rien autre chose que de refouler sur lui-même, comme par compression, son fluide propre qui, pour son état de veille, se trouvant chez lui à l'état de dilatation et d'expansivité normales, augmente immédiatement en densité; aussitôt le nôtre remplit, par degrés, cette espèce de vide que nous créons par le refoulement, et ce vide, une fois comblé par l'accumulation successive, le sujet, saturé, repu, si je puis m'exprimer ainsi, éprouvera, par le fait de la surexcitation nerveuse apportée en lui par cette tendance continuelle à la fusion harmonique de notre fluide devant se combiner de mieux en mieux avec le sien, un grand augment de ses facultés, en tant que notre action s'exercera sur lui.

Dès qu'il est actionné par nous, commence, en dehors de la capacité matérielle du sujet, un travail de propulsion, car voici qu'il y a dépense de fluide de sa part; mais, d'abord, dépense du sien propre, car la fusion, d'où résulte souvent l'identification de pensée, de mouvement et de volonté avec son magnétiseur, n'est pas encore manifeste; mais, bientôt, cette dépense sera telle, qu'il n'aura plus la force d'une volonté personnelle, et n'agira plus que par nous, paraissant ainsi, à certains égards, ne plus penser que par nous.

Nous serions même déjà tout en lui, par le fait de

la pénétrativité de notre substance fluide, calorique et électrique, si n'est la loi de notre commune conservation qui y met obstacle ; et pourtant, de sa vie propre, il ne reste plus en son corps que ce fluide éthéré et sans cesse renaissant, et s'épendant sous l'incitation du nôtre, dont notre action n'a pu dégager les centres de la matière interne : le surplus a fui au dehors, s'étendant à l'infini comme l'air qui le porte et dont il émane ; s'étendant comme l'odeur qui s'exhale d'un vase. La matière, quant à elle, n'a subi aucune altération, et, quelque éthérée que soit cette vie répandue au dehors, tout ce qui vient d'en être émis se trouvant animalisé, puis participant dès lors d'une plasticité qui, quoique invisible, est inhérente à la matière, va insensiblement, attiré par l'affinité de la matière identique et toujours vivante, faire retour, sans qu'il y ait eu solution de continuité, à ce qui est resté inhérent au corps, sitôt que se ralentira l'action magnétique pénétrative et propulsive que nous exercions sur lui.

Qui plus est, jouissant souvent d'une immense faculté de perspicacité intelligente, cette faculté étant surexcitée pendant l'action, et son développement augmentant en raison de la force de volonté impulsive du magnétiseur, le sujet rendra des impressions puisées au dehors, tantôt durant le cours intense de l'action, s'il n'y a que somnambulisme, tantôt après que l'action aura été considérablement ralentie, s'il y a eu extase : l'extase n'étant autre chose que le *minimum* de la vie propre laissée au sujet influencé. mais préalablement saturé au plus haut degré par le fluide électrique animalisé de son magnétiseur.

L'action produite sur le sujet se réduit donc à ceci : pénétration asservissante d'une volonté étrangère et expansion au dehors d'une plus ou moins notable partie de son intelligence ; voire même dilatation à l'infini et expansivité excessive sans aucune déperdition quelconque de son fluide vital, puisque, l'action cessant et la surexcitation n'ayant plus son véhicule, le sujet est ramené à son état normal tout aussi complet qu'auparavant.

En faudrait-il conclure que l'âme, étrangère qu'elle serait à notre vie charnelle, qui cependant diminue d'autant plus en nous que nous sommes plus saturés par l'agent étranger, la poussant au dehors, aurait suivi la dilatation et le reploiement de nos facultés vitales au gré de la volonté d'autrui, mais toujours inséparablement rivée à une vie matérielle d'autant moins manifeste que s'étendaient davantage les phases extraordinaires du somnambulisme ?

Eh bien ! moi, je préfère encore demeurer dans cette façon de penser qui consiste à croire que l'âme et la vie sont tout un, plutôt que de chercher à me pénétrer qu'une âme qui a tant besoin de ma vie pour être quelque chose et se manifester, puisse être autre chose que ma vie elle-même.

Mais il y a certainement en nous deux choses bien distinctes : vie intelligente et matière. Toutes deux concourent également, depuis le début jusqu'à la mort, à la constitution, aussi bien qu'au complément de notre être, et sont inséparablement subordonnées l'une à l'autre ; car, tantôt les peines de l'âme affectent la matière, et souvent aussi les maux physiques dépriment l'intelligence. J'ajouterai, quant à la force relative de ces deux puissances, que, tous les êtres n'étant pas doués dans des proportions identiques, on verra les uns, comme on dit vulgairement, se sentir arracher l'âme, *et par là ils entendent la vie*, sous l'influence terrible d'affreux chagrins ou d'excessives douleurs corporelles ; tandis que l'on en rencontrera d'autres qui , par leur force d'âme, *et par là j'entends l'énergie de leur volonté*, se montreront capables de subordonner la matière. Ces derniers forment l'exception et pourraient peut-être former la règle ; mais, réservant ce qui tient à l'avenir, il faudrait, touchant l'état présent de l'humanité, des conditions parfois de lieu, d'état physique ou de savoir, qui ne se rencontrent pas assez facilement pour pouvoir asseoir avec certitude l'opinion de laquelle il résulterait quelle est celle de ces deux puissances, l'âme ou la matière, qui doit

10.

être le plus constamment subordonnée à l'autre.

Désireux de me résumer par un exemple participant des conditions précitées, que chacun, se reportant au temps d'effroyables tortures, s'imagine voir apparaître un homme doué d'une puissante énergie.... Il va être soumis à une horrible question, et, la cheville du pied placée dans un étau, cet homme va endurer une souffrance atroce... L'étau fonctionne,... fonctionne encore, et l'homme ne pâlit même pas!... L'étau, déjà, ne peut plus fonctionner,... le pied est broyé!... Mais, de son regard insultant, cet homme, soutenu par cet effet de magnétisme interne qu'il a produit sur lui-même, foudroie encore et juges et bourreaux. Ici, l'énergie de la volonté a soumis la matière.

Plusieurs mois se sont écoulés ; ce même homme est appelé à reparaître, il a conservé toute sa mâle énergie... Une nouvelle épreuve lui est préparée, comment la supportera-t-il ?... La jambe qu'on lui a laissée intacte est placée entre deux planches, la scie doit être conduite du bas en haut et l'action commence... Il a fait appel à toute son énergie, cet infortuné martyr, et son énergie ne lui faillirait pas, si n'est le sang qui dès le début s'échappe, à mesure que pénètre davantage l'instrument de son cruel supplice. La perte de son sang l'affaiblit, il pâlit malgré lui, il s'évanouit enfin... Le courage pourtant ne lui manquait pas ; mais qu'est devenue l'âme qui devait le soutenir? Fuit-elle avec son sang?... Dès lors, ne la voyez-vous pas tellement subordonnée à la matière, que la matière l'asservit à son tour...

Nous ne sommes donc, ainsi que je l'ai dit plus haut, qu'un assemblage de deux choses : vie intelligente et matière, tellement inséparables l'une de l'autre, qu'elles se subordonnent alternativement.

N. B. Les souffrances physiques ne m'ont jamais atteint du moment que je pouvais les pressentir ; cependant, alors qu'une épingle me déchire l'épiderme, sans que je puisse prévoir cet accident, j'en ressens la douleur que chacun connaît. Je fus, le 29 juillet 1830, atteint, dans l'articulation du cou-de-pied, par une balle qui ne put être extraite. Je reçus cette balle rue Richelieu, à une heure moins un quart de l'après-midi. Quelque peu de sang s'échappa de la plaie, que cela détermina subitement; mais je ne souffrais nullement, et j'eusse été blessé à Saint-Cloud, que j'aurais parfaitement pu revenir à pied sans souffrir autrement que de la fièvre qui se manifesta plus tard. Cette fièvre fut poussée jusqu'au délire, et, en cet état, je ne souffrais plus, car elle me dominait et m'enlevait jusqu'à la conscience exacte de mon individu. Mais auparavant, le dimanche, 1ᵉʳ août, j'avais reçu la visite de M. Jules Cloquet, qui s'assura, en sondant la plaie, que la balle était enchatonnée dans les os. Il vissa un tire-balle dans le plomb et essaya, mais en vain, de l'extraire, tant elle était fortement enchatonnée; puis, las de ses essais d'extraction, toujours infructueux, les pas de vis imprimés dans le plomb se déchirant chaque fois sous l'effort de la traction, M. J. Cloquet essayait d'ébranler la balle pour la desceller, lorsque le bout de son tire-balle cassa dans la balle même; il crut, les choses en cet état, devoir se résigner à attendre que la suppuration la chassât comme corps étranger... Le résultat fut que, bien qu'ayant reçu de M. Jules Cloquet les soins les plus empressés, il n'en fallut pas moins, le 7 septembre suivant, procéder à l'amputation de la jambe.

Fatigué que j'étais de garder le lit, j'avais moi-même sollicité, quelques jours auparavant, cette opération; mais je n'avais fait en cela que prévenir le dessein que M. Jules Cloquet craignait de me communiquer. Le 6 au soir, l'opération est fixée pour le lendemain matin, et M. Cloquet m'envoya M. Bompard fils, son aide, qui prépara les appareils et linges fenestrés durant la nuit qu'il voulut passer près de moi. Mon parti était pris, et j'avais résolu de repousser toute atteinte douloureuse; aussi, de mon côté, passai-je la nuit à adresser à mon meilleur

ami, à mon pauvre père, bien affecté de ma situation, qu'il avait comprise dès l'origine, une lettre de
consolation; puis, cela fait, prenant en main un de
ces populaires *Béranger* in-32, qui, en 1830, ser-
virent de bourre à nos fusils, je me confiai gaiement
au Dieu des bonnes gens, et répétai des refrains qui,
à vingt-deux ans, devaient m'être permis et m'é-
taient familiers.

Le 7 au matin, M. Cloquet arriva peu avant
onze heures, et me trouva dans les mêmes dispositions que la veille, quant à ce qui était d'en finir
avec ma jambe; on me sortit de mon lit, on m'é-
tendit sur mon bureau, ayant la tête et le dos sou-
tenus par un matelas ployé en deux, et je vis M. Jules
Cloquet s'armer du couteau opérateur. Onze heures
sonnaient à la pendule, je suivis l'opération des yeux.
« Criez, mon enfant, criez! » me répétait M. Jules
Cloquet; mais je fus loin de crier, car je m'étais
promis de surmonter toute douleur, à ce point que
je m'étais défendu même de pâlir.

A onze heures *quatre minutes*, ma jambe était
séparée de moi, et M. Cloquet me sautait au cou,
m'embrassant avec effusion, tout en prenant pour
du courage ce qui n'était autre chose qu'une *concentration de volonté*, ou effet de magnétisme interne. Comme il avait abandonné les ligatures aux
soins de ses aides, nous causions ensemble, et il

me demanda à quel moment j'avais le plus souffert :
« Le mot n'est pas français, » lui répondis-je, et, étendant la main vers ma bibliothèque, j'allais re-
prendre *mon Béranger!* « Ne le faites pas, malheureux enfant! s'écria-t-il, mais dites-moi, je vous
prie, quel est le moment où votre sensibilité a été le
plus excitée? » Je lui racontai donc qu'au moment où,
après avoir coupé et retroussé le derme, il s'était
muni d'un autre couteau que le premier, et s'en
était servi pour couper les chairs vives et les muscles, il m'avait seulement semblé que son diable de
couteau, quoique je l'aperçusse bien poli en sa lame,
était affilé comme avec une râpe ; mais que la section avait été faite avec tant de prestesse, qu'il n'y
avait pas à en parler. La cause de cette singulière
sensation était due simplement, me dit M. J. Cloquet, à ce qu'il avait omis de plonger sa lame dans
de l'eau dont la chaleur fût égale à celle du sang.

Toujours est-il qu'en cette circonstance je voulus
maîtriser toute douleur et j'y parvins ; le souvenir
m'en resta et me fut utile environ quatre ans après,
alors que j'eus à supporter une autre opération dont
la durée fut beaucoup plus longue, car lors de la
première, qui avait commencé à onze heures précises, à *onze heures vingt minutes* j'étais sous la cou
verture de mon lit, amputé, ligaturé, hardé de
bandes de sparadrap, etc., etc.

En septembre 1830, j'avais été amputé de la jambe droite, un peu au-dessous du genou; il en advint que la partie supérieure de ma jambe ne retrouva jamais sa force antérieure, et qu'un affaiblissement notable se manifesta chez moi, à plusieurs reprises, de ce même côté. Ainsi, en juin 1832, j'eus une hydrocèle à la suite d'une marche prolongée, durant laquelle la préoccupation m'empêcha de songer au besoin d'uriner, tout en demeurant dix-huit heures sur mes jambes; heureusement que, traité à temps, je pus voir la dissolution complète s'effectuer en peu de jours, sous l'influence de cataplasmes souvent renouvelés et composés de roses de Provins bouillies dans du vin. Mais en 1834, le 24 décembre, je n'eus pas le même bonheur. Un jour qu'à dix heures du soir, voulant atteindre un verrou, placé cependant assez bas pour que je n'aie pas même dû en modifier l'élévation depuis, je ressentis, en élevant le bras droit, une sensation qui se produisit sous l'aisselle, et qui immédiatement fut communiquée à l'anneau inguinal : l'anneau s'était dilaté, et les intestins s'y étaient engagés. Je croyais que M. J. Cloquet demeurait toujours rue de l'Éperon, et, n'ayant pas comme aujourd'hui mon cabinet de consultations de la rue du 29 Juillet, j'habitais le passage Choiseul. J'envoyai rue Godot de Mauroy pour prier le docteur Bro-

chand de se rendre chez moi ; mais il était absent,
et, dans son zèle, la personne chargée de m'amener
un médecin se dirigea, sur l'indication qui lui fut
donnée, vers la rue Saint-Nicolas-d'Antin, d'où elle
me ramena M. Caseneuve, vieux médecin, mais
étranger à l'anatomie, *cui non dubitavi credere*...
Aussi, à force de pétrir les parties lésées, pour opérer
une réduction, les enflamma-t-il tellement, qu'il rendit l'opération indispensable, et me quitta à minuit,
en prenant soin de me dire que le lendemain, dès la
pointe du jour, il serait chez moi : j'avais tout simplement une hernie étranglée, et rien que cela !

Le jour, en reparaissant, me ramena M. Caseneuve, et, bien qu'ayant pris un bain après son départ, et ayant passé le reste de la nuit étendu sur
mon lit, loin qu'une diminution de volume fût évi-
dente, il y en avait au contraire accroissement sensible. Me décidant aussitôt pour l'opération, car la
patience ne fut pas toujours mon côté fort, j'envoie
chercher M. Jules Cloquet ; il était absent, et on ne
put préciser l'heure de sa rentrée ; mais, ayant eu
plus d'une occasion de juger du mérite du baron
Larrey, je dépêche immédiatement auprès de lui, et
j'ai le plaisir de le voir arriver en compagnie de son
fils et du baron Ribbes. Durant ces allées et venues,
le docteur Brochand, informé assez tard dans la
nuit, s'était rendu près de moi dans la matinée ;

M. Caseneuve, de son côté, était allé chercher
M. Charbonnier, chirurgien herniaire, et, à l'arrivée
de M. Larrey, il n'y eut pas moins de *six exécutants*
auprès de moi. Le docteur Brochand, aujourd'hui
médecin major au 3ᵉ cuirassiers, avait utilisé le
temps, et, ayant fait remplir une vessie de glace con-
cassée, il l'avait apposée, et espérait en une réduction sensible et prompte. Le baron Larrey combat-
tit son opinion, et, lorsque l'on passa aux voix relativement à l'opération immédiate ou à l'ajournement
à quelques heures, pour attendre l'effet de la présence de la glace, les avis furent partagés ; mais,
soupesant la valeur relative de chaque vote, et disant aussitôt à ces messieurs que, si le patient avait
voix consultative, je me prononcerais pour l'opération immédiate, le baron Larrey mit habit bas, et,
sans me déplacer de dessus mon lit, qui fut roulé au
milieu de la chambre, il argumenta à l'aide du bis-
touri. Il ne m'est pas possible de décrire avec quelle
adresse il procéda, mais il émerveilla tous ces messieurs. Après incision préalable, il fit la section de
l'anneau, dégagea l'épiploon, replaça l'intestin,
mais, il faut le dire, l'opération dura *quarante-cinq
minutes*, et elle me parut longue ; ce fut aussi tout
ce que j'en ressentis de désagréable. Je vis com-
mencer et finir cette opération, je vis les deux mains
du baron Ribbes aux abords de la plaie que le ba-

11

ron Larrey, un peu troublé, élargissait sans cesse pour replacer l'intestin contenant un peu de gaz ; je voyais sa fatigue, sa sueur se mêlant au sang d'une immense plaie béante ; mais là encore je m'étais défendu de souffrir, et je ne souffris pas ; de m'évanouir, et je conservai toute ma présence d'esprit.

Il n'en fut pas de même, cependant, à la seconde visite que vint me faire M. Larrey, le soir même : il craignait une hémorragie, et il voulut me saigner par prudence. Je ne pouvais rien redouter d'une saignée ; je n'avais jamais été saigné de ma vie, mais je considérais cela comme la moindre des choses ; aussi tendis-je mon bras avec indifférence. Quel ne fut pas mon étonnement de me sentir passer à un état si béat, qu'il me sembla que je m'enlevais sur des nuages, et, naturellement, je me laissai aller au charme de cet état ; mais... l'évanouissement s'ensuivit. Ici, assurément, j'ai éprouvé l'évanouissement par surprise, n'ayant eu aucune volonté de résister à une chose dont je n'avais pas le sentiment quant à ce résultat, et que je considérais comme physiquement inoffensive. J'aurais résisté sans évanouissement à l'amputation du bras, parce que j'aurais fait magnétiquement appel à l'énergie de ma volonté ; j'ai faibli sous l'influence d'une saignée dont je ne pouvais apprécier les effets.

Il est peut-être vrai, en outre, que la saignée m'a laissé perdre plus de sang que ne l'ont comporté, chacune en son temps, ces deux graves opérations subies ; mais, quoi qu'il en soit, voici pour moi deux faits marquants, et toutes les fois, je le répète, que j'ai voulu triompher de la matière par la *force de volonté*, j'y ai résisté, tandis que la sensibilité de la matière n'a jamais pu m'atteindre que par surprise, ou par suite de l'abondante déperdition du sang qui entraîne avec lui la perte de l'électricité vitale.

J'ai cru devoir, à l'appui de ce que j'ai dit à la fin du chapitre précédent, consigner ces observations que j'ai faites sur moi-même, et par conséquent *ex professo* ; il y avait là bien certainement, *mais à mon insu alors*, du magnétisme par réaction et concentration de volonté.

MÉDITATION.

Je vois, page 137, dans l'*Essai de Psychologie physiologique*, de Chardel : « Au surplus, l'âme reçoit les impressions entre le cerveau et le cervelet ; c'est de là, et profondément, que part l'action des pensées pour venir s'exécuter dans les lobes antérieurs du cerveau, par des mouvements qui le parcourent transversalement. »

Il y a longtemps que, m'observant avec persévérance, lors de mon premier réveil, à l'effet de me rendre compte de la formation de la pensée, je m'aperçus que la pensée, chez moi, naissait un peu au-dessus de la nuque, tandis que les images qui y avaient rapport venaient se peindre sous l'os frontal.

Ainsi, alors que je m'éveillais plein de calme, si ma pensée se portait vers un ami ou vers un lieu quelconque, ce sentiment premier avait lieu tout comme je le dis, et, immédiatement, l'image de cet ami ou de ce lieu quelconque venait se peindre sous l'os frontal. Ayant répété fréquemment cette étude, j'en entretins enfin plusieurs de mes amis, qui médecin, qui phrénologiste, qui savant anatomiste, etc.; et tous, sans exception, me traitèrent de rêveur et d'insensé. J'acceptai presque condamnation, tant je les croyais posséder la science infuse; mais aujourd'hui il est bien surprenant pour moi que ce soit M. Chardel, ex-conseiller à la Cour de cassation, mais philosophe supérieur, qui, par un de ses écrits en mes mains, vienne à mes yeux me donner certainement gain de cause dans cette observation attentive et répétée, et gain de cause contre qui?...

Je regrette de ne pas être en aussi complet accord avec lui touchant le passage suivant emprunté à sa *Théorie de l'existence de l'âme*. Il dit : « On demande comment, après la destruction du corps, on pourrait voir et entendre? Je réponds que, dans le sommeil, nous voyons et nous entendons en rêvant, sans le secours des yeux et des oreilles. *La mémoire fait partie de l'être spirituel...* »

Ce dernier point peut être controversé, car je sens que, alors que la mémoire d'un fait me fuit et que je veux évoquer mes souvenirs, j'opère, par une action mentale, une sorte de contraction sur mon cerveau que j'interroge ; et c'est par suite de cette action que souvent le souvenir jaillit : *la matière* aidant ainsi à la sollicitation qui est faite à l'intelligence et paraissant demander à être en corrélation continuelle avec elle pour qu'intelligence il y ait. Et si,

11.

maintenant, l'intelligence elle-même ne dérivait que de l'expansion quintessenciée de la matière céré- brale ?...

Et puis, en outre, ne voyons-nous pas fort sou- vent que, chez beaucoup de gens, et sous l'influence de mille causes diverses, *se perd* totalement la mé- moire d'un fait qui devrait être chose à jamais ac- quise *à l'être spirituel* assurément invulnérable.

Chacun de nos sens a sa faculté respective ; et de la condensation, de la coordonnation de ces différentes facultés, naît et s'accroît ce qu'*ad libitum* nous appel- lerons âme ou intelligence, et, conséquemment, ce *sensus intimus* que nous nommons tour à tour *pré-voyance, per-spicacité, pré-sentiment, pré-sensa- tion*, etc.

Il est encore un autre sens dont... à moins d'être eunuque, ou... d'en rapprocher quelque peu, chacun est appelé à ressentir deux modes d'exigences bien tranchées ; je dis deux modes, parce que, en dehors de l'acte générateur, je veux, au point de vue phi- losophique, parler de l'impressionnabilité ressentie à l'idée de la destructivité ; comme si certain or- gane, créé essentiellement pour générer, devait se trouver, par contre, sensiblement affecté par le sen- timent contraire.

Bien des hommes, assurément, et des plus volup- tueux et des plus braves, ont dû éprouver sur eux-mêmes que la vue subite du sang répandu, d'une plaie affreuse, d'un homme suspendu à un fil et prêt à tomber d'un toit élevé ; d'un autre, se noyant malgré ses efforts, d'un autre broyé tout à coup par une roue de voiture, semblait leur tordre cruellement les parties génitales.

Pour moi, l'idée de la lutte, de la destructivité des êtres, m'étreint à ce point, que, surexcité par la souffrance, je me sens en quelque sorte irrésistiblement entraîné dans la lutte même, comme à l'effet d'en diminuer les chances de durée.

Je ne puis apercevoir deux hommes se battre sur mon chemin et voir leur sang couler, sans être saisi aussitôt d'une atroce douleur, et il me faudrait une somme énorme de volonté et d'action sur moi-même pour être témoin d'un duel, surtout au sabre. Je ne puis, non plus, à un balcon d'un sixième étage, et ayant, non pas des maisons devant moi, mais une vaste étendue de terrain, et subissant aussitôt l'attraction du vide et comme un influence de destructivité, ne pas ressentir, au point presque de m'évanouir, ces mêmes douleurs dont je parle et dont le siége principal est au périnée.

Et pourtant nul, je le crois, n'a moins que moi peur de la mort ; nul, dans les luttes qu'eut à soutenir la liberté, ne cria : En avant ! avec plus d'ardeur que moi ; car alors tout chez moi obéit à l'ardeur de l'enthousiasme, et mes amis m'ont vu, tout mutilé que je suis, m'avancer avec eux au plus fort du danger, ma canne seule à main, faisant partie de leurs bataillons armés.

Mais, philosophiquement, n'est-il pas profondément intéressant de songer qu'un même organe, si sensible aux délices de la génération, avertisse par les souffrances qu'il communique de ce qu'a d'antisocial la destructivité subite, inattendue, involontaire ?...

CHAPITRE VII.

EN ÉTAT DE MALADIE DOIT-ON *A PRIORI* RECOURIR AU MAGNÉTISME ?

Quel que soit l'intérêt que je porte à la cause du magnétisme, et cet intérêt est grand et saint comme celui que je porte à la cause du progrès en tout ce qui régit l'avenir des masses... mais, quelque puissant et étendu qu'il soit, je ne puis dissimuler que c'est avec un excessif regret que, arrivé au milieu de ma carrière, il me faut combattre l'esprit d'obscurantisme et les funestes tendances d'hommes que, dans ma jeunesse, on m'avait appris à considérer et à respecter comme portant en eux la plus grande somme de science et de lumières que pût posséder mon pays.

Oui, je croyais alors et j'ai cru longtemps que les médecins français étaient essentiellement les hommes qui, non-seulement en France, mais encore en Europe, se trouvaient surtout en position de reculer continuellement les bornes de la science et de la civilisation, et Molière lui-même ne me compta pas toujours parmi les rieurs qui se rangeaient de son côté.

Aujourd'hui le cœur me saigne amèrement en songeant qu'il me faut combattre ces hommes, pour la plupart routiniers et cupides, et j'ai honte pour mon pays lorsque je vois qu'ils appellent sur eux, à force de préventions aveugles, un renom d'ignorance qui leur assignera bientôt le dernier rang parmi les médecins des nations civilisées, et, si je dis médecins, j'ai hâte de dire que je ne confonds pas avec ceux-là ceux qui font profession à part de la chirurgie.

En effet, quelle est la somme de savoir de nos médecins français? Elle est si faible en général, que nos pharmaciens, qui sont pourtant considérés par eux comme leur venant à peine au bas de la jambe, les dépassent cependant de peut-être dix fois la tête, et sont appelés à tout instant à rectifier des ordonnances attestant par trop fréquemment leur incapacité curative.

Et voilà les hommes qui, de propos délibéré, refusent d'entrer en communion avec le magnétisme, avec l'homœopathie... Et pourquoi, s'il vous plaît? Mais la raison en est simple, et nous attendrions longtemps la réponse de qui ne veut pas entendre. Le magnétisme est une science nouvelle, et la chasse aux clients de bon rapport les empêche d'étudier à nouveau ; aussi bien comme les plaisirs des soirées, où ils jouent gros jeu et se pavanent, les empêchent d'y prêter l'oreille. L'homœopathie, en outre, est particulièrement la science des médecins du Nord, et, comme les docteurs allemands ont la très-mauvaise habitude de ne pas écrire leurs ouvrages en français, il en résulte que, pour messieurs de nos facultés, les caractères allemands étant lettres closes, et les bonnes traductions ne pouvant se publier qu'en raison probable des demandes, leurs livres doivent être mis à l'*index* et leur système condamné faute de les pouvoir lire et comprendre, et cela jusqu'à ce que l'ignorance de nos docteurs perde de sa profondeur.

Les médecins du Nord ont incontestablement infiniment plus d'avantages que nos médecins français ; car, étudiant notre langue répandue partout, la comprenant et la parlant facilement, ils s'assimilent l'esprit de nos systèmes et de nos novateurs, et ajoutent ainsi à leurs études préalables : c'est pourquoi nous les voyons aujourd'hui, tant en Autriche qu'en Prusse, en Russie, en Hollande, en Belgique, etc., pratiquer, selon les ressources qu'ils savent y trouver, tantôt l'allopathie, l'homœopathie ou le magnétisme ; tandis que, chez nous, la Faculté proscrivant ces deux derniers systèmes en raison de

la loi que ces messieurs se sont imposée, et qui tendrait à nous faire croire que moins ils ont appris et
plus ils sont expérimentés, il n'y a pas de progrès
au monde que l'on puisse attendre d'eux, et il nous
faut invinciblement fermer notre cœur à l'espoir de
les voir sortir un jour de leurs opinions toutes con-
jecturales, alors que nous les appelons au chevet des
êtres dont l'existence nous est souvent mille fois plus
précieuse que la nôtre même.

Cet état de choses me conduit à consigner ici un
résumé de l'une des conférences dominicales qui
eurent lieu en 1846 chez M. Dupotet, cette aussi intelligente que persévérante illustration du magnétisme, et dont je dus faire l'exposé et tirer les con-
clusions, qui furent entièrement approuvées.

RÉSUMÉ.

Messieurs, durant les deux dernières séances,
nous avons assisté à une controverse soulevée à
propos de cette opinion émise par M. Dupotet, à savoir : que, entre le magnétisme et la médecine tels
qu'ils se présentent l'un et l'autre en ce jour, le
droit de priorité, quant aux résultats efficaces, utiles,
devrait être acquis au magnétisme.

C'est là la thèse qui, lors de l'avant-dernière
séance, fut savamment soutenue par M. Dupotet,

et contre laquelle s'est élevé l'honorable docteur Cruxten; puis est venu M. Hébert, jeune homme d'une vaste érudition, qui, tout en combattant l'argumentation contraire à celle de M. Dupotet, n'a pas manqué de rehausser encore la question par des aperçus d'un intérêt extrême.

Il ressort de ce que nous avons entendu : que M. Dupotet, vu la situation actuelle de l'art magnétique, art sortant à peine du linceul dans lequel il s'est trouvé enveloppé durant tant de siècles, ne se montre nullement exclusif quant à ce qui est du concours que, *jointes au magnétisme*, peuvent offrir les lumières de la médecine usitée jusqu'à ce jour, lumières bien que souvent trop vacillantes.

Mais, ajoute M. Dupotet, le magnétisme est appelé sous peu à trouver en lui seul, *aidé du somnambulisme*, des éléments médicamenteux plus complets que ceux qu'il possède encore; bientôt il brisera ses lisières, et, bien qu'encore il ne fasse que de renaître, c'est à lui déjà qu'appartient en ce moment la priorité dans l'emploi des moyens curatifs.

La logique qu'a déployée M. Dupotet fut tellement intelligible et tellement serrée, elle étreint d'une façon tellement puissante, que je la crois irréfragable et ai hâte de la soumettre de votre part à la sanction que doivent recevoir les questions suivantes dans la solution que je leur ai appliquée.

12

L'agent magnétique est-il à ce point chose réelle que des individus, jouissant de la plénitude de la santé, et pourvus d'ailleurs d'une organisation parfaite, puissent en ressentir les effets?

Je crois pouvoir sans hésiter répondre par l'affirmative ; car je doute qu'il se trouve parmi nous une seule personne placée hors de l'un ou l'autre de ces deux cas : soit d'avoir agi par elle-même sur son semblable, soit d'avoir été actionnée elle-même d'une façon plus ou moins sensible, et capable dès lors de prononcer en toute connaissance de cause.

Maintenant, et suivant l'expression de l'infatigable M. Dupotet, qui nous dit souvent que qui peut le plus peut le moins, il résulte que, chez les individus dont la santé se trouve perturbée, l'action devra être généralement ou plus puissante, ou plus facilement sentie. Dès lors l'action magnétique, l'agent magnétique, n'est pas une chose purement chimérique : c'est une chose réelle, et qui, conséquemment, a ses propriétés.

Ces propriétés sont-elles plutôt curatives que morbifiques, généralement parlant?

Elles sont généralement et essentiellement curatives, et très-rarement morbifiques, le mal ne pouvant advenir que de la persistance intempestive d'un magnétiseur ignorant ou inhabile.

Offrent-elles cet avantage de pouvoir atteindre les

organes affectés sans perturber par une lésion quelconque tout ou partie de l'ensemble de l'organisation encore saine?

On peut l'affirmer.

Cet avantage résulte-t-il aussi affirmativement de l'emploi des médicaments ordonnés tant par la médecine allopathique que par celle dite homœopathique?

Ici la question serait facile à débattre, et les preuves affluent en grand nombre pour nous dire que, le contraire étant prouvé, la conséquence est forcément que le magnétisme peut et même doit toujours être employé *a priori*, puisque c'est un agent et principe vital animalisé assurément curatif et non destructif.

De là, dans les soins à donner à un malade, il faudra y recourir d'abord, ne dût-on l'employer que comme moyen expectant, et fallût-il s'aider *a posteriori* des ressources de la médecine soit allopathique, soit homœopathique, ces ressources étant fréquemment d'un succès excessivement hasardé et quelquefois pire que cela...

Étonnez-vous maintenant, vous qui, comme-moi, avez pu être longtemps fiers de la réputation d'honneur et de savoir des médecins français, étonnez-vous, lorsque vous assistez ainsi à leur déchéance, de les voir déblatérer comme ils le font à l'égard du magnétisme, qui ne craint pas d'oser porter si haut

la tête, qu'il les domine aujourd'hui et les subju-
guera demain.

Mais que font-ils, en vérité, pour se maintenir
au rang que l'opinion publique leur avait assigné?
et leurs études répondent-elles réellement à l'importance qu'on leur accordait en toute confiance?
Procédez en vous demandant quelle est généralement la somme de leurs connaissances acquises, et
nous allons compter ensemble.

Sur cent, vous en comptez au plus vingt-cinq qui
sont en état de raisonner, *in extenso*, des sciences
physiques.

Sur cent, il s'en trouvera dix qui auront sérieusement étudié la chimie; et, sur ces dix, cinq seront
en état de comprendre et de manipuler savamment
les préparations pharmaceutiques.

Sur cent, vous en aurez dix qui seront profonds
dans la connaissance de la botanique.

Sur cent, vous n'en aurez pas toujours un qui
sera profondément versé dans toutes les parties de
l'histoire naturelle; etc., etc.

Et voilà les hommes dont la science est considérée comme l'arche sainte, seule capable de sauver
l'humanité!

Mais il y a folie à entourer de tels hommes de
condescendance, et à les protéger d'une longani-
mité qui nous devient fatale à nous-mêmes et entre-

tient leur ignorance.... C'est arrière ! qu'il nous faut leur dire en les reconduisant au banc de l'école. d'où, entretenus et instruits sous la surveillance de l'État, ils ne devraient jamais sortir avant trente ans d'âge, après avoir préalablement consacré dix ou douze ans tant aux études qu'aux voyages, afin de s'instruire dans tout ce qui, de près comme de loin, se rattache à l'art de guérir.

Certes, entre tous, et ceux-là seuls sont le flambeau de la médecine française, nous avons encore quelques hommes d'élite dignes de notre confiance. de notre amour et de notre vénération ; nous comptons encore quelques hommes qui étudient chaque jour et qui portent haut la conscience, mais ils sont trop rares malheureusement et sont eux-mêmes trop souvent réduits à rougir et gémir de l'ignorance et des faux calculs de leurs propres collègues. Et c'est précisément cette ignorance qui fait que nous sommes si souvent témoins de cures quasi-miraculeuses pratiquées à l'aide du magnétisme par des hommes qui, ayant un peu moins appris que la plupart de nos médecins, ne savent absolument rien, si ce n'est mettre au service de l'humanité un pouvoir curatif que nous possédons tous.

Eh bien ! les médecins, au lieu de discréditer ces hommes, ne devraient-ils pas aller à eux, et, les imitant, mettre intellectuellement le peu qu'ils sa-

12.

vent au service d'une cause dont les bons résultats s'accroîtraient démesurément s'ils savaient l'embrasser? car, je le répète, la plupart de ceux qui magnétisent et opèrent de belles cures ne sont pourtant que des hommes n'ayant rien appris.

Mais nos médecins, en pratiquant le magnétisme, auraient peur de montrer au monde que c'est chose que chacun peut faire, et ils aiment mieux se cramponner à la douce situation qu'ils trouvent au sein de ces sinécures dont les dote notre crédulité. Effectivement, ils sont, dans leur désintéressement connu, de trempe à dormir tranquilles tout en privant l'humanité du mieux, pourvu qu'ils jouissent de son bien. Tel est le siècle, et, de quelque côté que nous tournions nos regards, les tendances sont à peu près les mêmes : jouir sans labeur, traiter de stupides les études qui conduisent au mérite réel, et, lorsque, nonobstant, se révèle par hasard un homme de mérite, le huer, l'abreuver, le lapider lâchement....

O mon pays! terre de liberté et de civilisation, toi dont la science et le dévouement émancipèrent le monde, dois-je assister à ta décadence?... Et, témoin que je suis de ton insouciance relativement à la révélation et au développement d'une science nouvelle, me faudrait-il redouter, en outre, qu'un jour tu en interdises l'étude?...

MÉDITATION.

PENSÉE CRITIQUE.

Formulaire de messieurs les docteurs en médecine concernant le magnétisme.

Chers **confrères** et chers élèves, vous tous enfin, *chers camarades,* depuis quelque temps surtout la préoccupation des effets dérivant du magnétisme envahit le monde, et il nous devient désormais impossible, eu égard à l'honneur et à la considération pyramidale dont se trouve environné notre corps, il nous devient impossible, interpellés que nous sommes de toutes parts, de paraître ne pas nous être occupés d'une question aussi évidemment intéressante — ceci dit entre nous, — mais très-dangereuse au fond quant à nos intérêts pécuniaires.

Hâtons-nous donc de crier au monde que la question est à l'étude en ce moment, mais ayons soin de ne nous soumettre que *le plus lentement possible* à l'observation des effets magnétiques : voilons nos yeux, bouchons nos oreilles, afin de pouvoir dire longtemps encore en face de la société, devenue si pressante, que nous n'avons rien vu, ni même rien entendu qui fût digne de fixer notre attention ; et, tout en coulant moelleusement notre vie sous le giron tutélaire de notre respectable Académie, laissons à nos neveux ou arrière-petits-neveux le soin d'étudier *en l'avenir* toutes ces questions désorganisatrices et subversives, et d'en conclure au mieux.... *de leurs intérêts.*

De ce système il résultera évidemment qu'au lieu de confesser fatalement notre déchéance, ou de nous voir contraints à nous élever, à force de laborieuses constatations, à la hauteur de tant regrettables connaissances acquises, et cela à un âge où celui de l'étude est déjà bien distant de la plupart d'entre nous, nous conserverons notre ascendant dogmatique et prépondérant sur toutes ces bonnes gens qui ont la *niaiserie* de croire en notre savoir universel, et nous verrons jusqu'à notre dernier jour se vider leur escarcelle en nos mains pour prix de nos remèdes tels quels, qui n'ont jamais d'ailleurs de pire inconvénient que de les envoyer *ad patres*, un peu plus tôt seulement que dame Nature n'en aurait décidé à elle seule. Que si même la vie éternelle est préférable à celle-ci, l'avantage serait de leur côté, et nous aurions certes droit à rémunération en les abordant, le plus tard possible, dans l'autre monde.

Mais le point capital, la chose à observer en tous

les instants, c'est d'éviter par tous les moyens, *et à l'aide de toutes les dénégations imaginables,* que nous perdions durant notre vie les béates positions et cette bienfaisante considération dont on a bien voulu *jusqu'alors* nous faire jouir en vertu de.... possession de titre. Ceux qui viendront après nous s'arrangeront comme ils pourront, et tant pis pour eux si, pouvant pressentir une révolution médicale, ils n'ont pas assez de subtilité d'esprit pour la reculer à leur tour jusqu'à la noyer dans un futur déluge; l'essentiel pour nous est de vivre heureux et de mourir honorés, voire même.... être embaumés.

Enfoncées les révolutions scientifiques! nous sommes *satisfaits!* Vive le *statu quo* et soyons-en *les bornes!!*

CHAPITRE VIII.

DIFFÉRENCE DES ORGANISATIONS SOUS LE RAPPORT DES
TEMPÉRAMENTS ET RÉGLEMENTATION SOUS LES MÊMES
LATITUDES PAR L'INFLUENCE DU MAGNÉTISME.

En général, les maladies sont le résultat tantôt de
trop de faiblesse, tantôt de trop de force, c'est-à-
dire de forces qui, mal réparties, deviennent désorganisatrices, de même que la trop grande affluence
de séve vers telle ou telle partie d'un arbre en affaiblit les autres rameaux.

La différence des mêmes organes entre différents
hommes est-elle bien une loi de nature en ce qui
tient à la différence des tempéraments chez ceux qui
vivent sous un même climat, ou bien, en l'état où
nous sommes, état de société organisée tant soit
peu aux dépens de notre nature que nous désorga-
nisons, chacun trouve-t-il cette différence, en principe plutôt qu'en fait, dans le sein qui le porte et qui
l'allaite ?

L'aspect extrêmement varié des mêmes plantes,

sous un même ciel et sur un terrain dont toutes les
parties semblent conformes en apparence ; l'aspect
non moins varié d'animaux de même espèce, élevés
dans un même lieu ou habitant les mêmes contrées;
les maladies, tant endémiques qu'épidémiques, qui
frappent les uns tout en épargnant les autres ; leur
longévité plus ou moins étendue, tout enfin tend à
nous faire croire que la nature a voulu pesséder la
diversité chez les semblables, en même temps que la
variété des analogues et l'infini dans la création....
Cependant, je pense qu'il n'en est pas moins certain pour l'observateur que, de même que nous ob-
tenons facilement un accroissement de diversité et
de variété chez les végétaux, aussi bien dans les semblables que dans les analogues que nous transplan-
tons dans des terrains ou dans des contrées moins
en rapport avec leur nature, de même nous accrois-
sons la diversité des organisations humaines sous le
rapport des tempéraments toutes les fois que, par
notre genre de vie et notre changement de climat,
nous nous éloignons plus ou moins des règles que la
nature prescrit à notre conformation; et l'état de société dans lequel nous nous sommes réfugiés, et
plus particulièrement notre existence citadine, étant
en désharmonie complète avec la loi de nature, la
diversité qui nous frappe et l'étiolement que nous
rencontrons, plus fréquemment surtout dans les

grandes villes que dans les campagnes (1), qui elles-
mêmes sont loin d'y être absolument soustraites, ne
doit avoir rien qui nous surprenne.

Prenant donc, au point de vue où nous nous plaçons, deux individus jeunes encore et d'une idiosyn-
crasie absolument opposée, dont l'un, extrêmement
lymphatique et continuellement faible, semblerait
peu propre à fournir une carrière étendue, tandis
que l'autre, haut en couleur et d'un tempérament
sanguin, n'éprouverait que les fréquentes indisposi-
tions que lui causerait la richesse de son sang, je
me vois convaincu que, par une magnétisation suffisamment persistante et habilement dirigée par un
magnétiseur jouissant de ce qu'on peut appeler une
plénitude de santé, ce magnétiseur parviendrait non
pas à réaliser le *temperamentum temperatum*, mais
à modifier la nature de chacun de ces deux individus confiés à sa sollicitude curative. Il opérerait le
redressement de ces deux jeunes arbres, l'un pen-
chant à droite, l'autre à gauche ; ou, semblable à
l'horticulteur habile, employant certains procédés
connus qu'il sait mettre en pratique à propos, il
modérerait d'un côté l'emportement qu'occasionne-

(1) Ici j'entends les campagnes dans lesquelles la vie des
enfants et des adultes ne tend pas à s'absorber dans le travail
des usines et manufactures.

rait l'affluence surabondante de séve, tandis qu'il en favoriserait l'accès dans la partie ligneuse de l'autre; produisant ainsi par des moyens divers un équilibre conforme, donnant à l'un et atténuant chez l'autre.

MÉDITATION.

INHARMONIE.

Le magnétisme donnera à l'homme la clef de l'ubiquité, bientôt après que le somnambulisme l'aura conduit à l'unité et à la simplicité de formules pour toute science. Mais, étroitement parqués en ce moment, et rivés *chacun chez soi*, nous ne sommes présentement rien de plus dans la grande harpe humanitaire que de simples cordes dont la vibration est en raison de la constitution, de la place et du mouvement que, sans règle aucune, imprime à chacune le hasard, en attendant que s'abaisse et s'appesantisse sur nous le regard du grand maître des harmonies.

CHAPITRE IX.

DU MAGNÉTISME CONSIDÉRÉ PRÉSENTEMENT COMME
MOYEN CURATIF.

Le magnétisme est une vérité mère, il porte en lui des propriétés thérapeutiques au suprême degré, et il est appelé à faire révolution à travers l'ordre de choses actuel ; mais, pour qu'il soit praticable sympathiquement et produise des résultats généralement satisfaisants sur quiconque se trouvera conduit à réclamer son action, il faut se hâter de moraliser l'homme et de le parfaire : ce qui ne peut avoir lieu qu'en l'instruisant d'abord, et en organisant, tout à la fois, la société, de telle sorte que chaque individu, ne fût-ce que par la reconnaissance du droit au travail, y soit assuré de son pain et de son gîte. L'indispensable étant une fois garanti à chacun, il deviendra plus facile de rendre les masses meilleures et de prêcher, avec fruit, la pratique de la vertu.

Que si, au contraire, les uns gémissent sous le

poids de leur intolérable pauvreté, tandis que ceux qui ont ne se trouvent posséder jamais assez, chacun, en ce monde, cédant à l'inspiration de ses besoins réels ou factices, il est impossible que les idées et les désirs de bienfaisance que provoque la connaissance du magnétisme se traduisent en la pratique.

Aussi bien, ce tourment des besoins impératifs n'agit-il pas, et particulièrement, sur l'esprit du jeune médecin penché sur le lit du malade? et, pourtant, le médecin a-t-il jamais été mieux accueilli, plus chèrement payé et plus honoré que de nos jours (1)? Il est appelé, lui dont la

(1) Le sort heureux de MM. les docteurs, le jeune médecin le réalisera en son avenir. Mais quiconque sait combien sont arides ses débuts dans la carrière qu'il embrasse comprend qu'il ne peut espérer faire son chemin qu'en s'inféodant aux vieux et faux systèmes de la Faculté, qui le mettrait à l'index s'il s'en écartait; et c'est ainsi que, une fois engagé dans cette voie routinière, et ses besoins croissant en raison du développement de sa famille, il lui devient impossible de s'affranchir du joug auquel il s'est soumis, et de tenter de faire prévaloir tout autre mode curatif que le mode prescrit. Puis ensuite vient l'âge, l'indifférence aux maux d'autrui, qui est la conséquence de la diminution d'énergie qu'amènent les années; et, en outre, vient encore le besoin qui s'empare de l'homme d'entretenir ses jouissances et de consolider et accroître sa position pécuniaire, tant pour lui que pour les siens.

Arrivé là, la considération, trop souvent aveugle, l'entoure

science est toute conjecturale, et il est considéré comme l'homme le plus essentiel à l'homme. Le magnétiseur, au contraire, n'est appelé qu'en désespoir de cause, et pas toujours encore : car certaines

et le pousse aux honneurs; et, bien qu'il ait avancé dans sa carrière, tout en condamnant *intérieurement* et le système qu'il applique, et ses confrères qui l'imitent, ne se sentant pas assez fort pour faire révolution, il se fait aussi aveugle qu'est la considération dont il jouit. Il avise à mourir en paix sans vouloir toucher même une seule pierre du vieil édifice, de crainte que tout ne s'écroule; et c'est ainsi que, de génération en génération, les erreurs sont perpétuées dans ce corps, dont les membres manquent, au début, de l'indépendance que leur assurerait autrement une aisance modeste, mais garantie, ou une école dont l'État ferait les frais, du moment qu'ils auraient concouru avec succès pour l'obtention du diplôme de bachelier ès-sciences : école dont ils ne sortiraient qu'à trente ans pour, rémunérés temporairement par l'État, être répartis dans l'armée, dans les hôpitaux, dans les villes et les campagnes, suivant leur ordre de mérite et les besoins locaux.

Présentement les élèves, une fois médecins, ne doivent plus étudier; ils doivent suivre servilement les sentiers battus : car, s'ils étudiaient encore, ils pourraient devenir novateurs, et tout novateur est révolutionnaire! Or, les vieux médecins, chargés d'honneurs et qui sont à leur tête, préfèrent cette immobilité continuelle, que les jeunes préféreront fatalement à leur tour, quand les années les pousseront là où siégeaient leurs devanciers. Telle est l'histoire de la routine; telles sont les conséquences d'une mauvaise cause embrassée forcément.

13.

gens préfèrent assurément mourir en emportant avec eux leurs préjugés que de vivre en s'en dépouillant ; mais enfin, alors même qu'il est appelé, il n'est admis qu'avec une réserve et une défiance si grandes, que la préexistence de ce sentiment éprouvé par l'un, et bientôt ressenti par l'autre, tend à elle seule à neutraliser les effets salutaires de la magnétisation.

Autre chose, en outre, en ce qui touche le magnétisme et la médecine, et plus particulièrement les malades : c'est que ces deux sciences, boitant aujourd'hui chacune de la jambe inverse, par le fait du mauvais vouloir persistant des médecins et de l'absence complète d'études anatomiques et d'observations diagnostiques des magnétiseurs, s'excluent, en ce moment, d'une façon impitoyable, par pur esprit d'antagonisme. L'avenir n'en est pas moins acquis au magnétisme contre la médecine, qui, ne voulant pas se rendre, luttera longtemps encore avant de succomber ; mais cette résistance d'un corps constitué, qui craint de se voir deshérité de ses priviléges et de la considération dans lesquels il se complaît tant, n'aboutira qu'à prouver qu'il est plus facile aux magnétiseurs de se faire médecins et d'être utiles qu'il ne l'est aux médecins, en possession du titre, d'admettre le progrès dans la thérapeutique et de se faire bons guérisseurs.

Dans les grandes villes, le nombre des médecins est beaucoup plus considérable, en ce temps-ci, qu'il n'est nécessaire aux besoins de la société ; celui des magnétiseurs instruits est, au contraire, excessivement restreint.

Il résulte donc que, tandis que dès à présent on peut prédire avec certitude que les disciples de Mesmer bâtiront leur temple là où s'écroulera celui des fils inintelligents d'Hippocrate, il est cependant plus facile en ce moment, quelque rares qu'ils soient, de rencontrer un médecin philosophe et pratiquant avec la sagesse et la conscience que comporte son art que de rencontrer un magnétiseur habile et connaissant parfaitement le sien : tant il est vrai que ces derniers sont rares encore, *bien qu'ils méritent d'être tenus pour plus précieux à rencontrer que les premiers.* Mais que se présente un magnétiseur ayant une connaissance parfaite de la machine humaine et de son fonctionnement, habitué à l'observation attentive des effets magnétiques sur l'individu malade, — un Dupotet, un Aubin-Gauthier, un Szapary, un docteur Louyet, un docteur Duplanty, un Cubières, etc., etc., — ce sera toujours avec le plus grand succès qu'il emploiera le magnétisme comme moyen thérapeutique, et son action près du malade pourra être comparée à celle d'un appareil électro-magnétique qui, comme un microcosme portant réunies en lui toutes les forces propres de la nature, agira de façon à rétablir l'harmonie d'un appareil analogue, mais momentanément dérangé parce que ses forces vives auront cessé d'être convenablement équilibrées.

Autant l'homœopathie, qui est la connaissance de la puissance d'action des infiniment petits, est supérieure à l'allopathie : autant le magnétisme, bien appliqué, sera un jour supérieur à l'homœopathie elle-même !

Il faut espérer que l'esprit de sagesse et de raisonnement démontrera un jour aux hommes qu'il n'est pas de machine contenant plus d'éléments propres à les guérir que leur appareil même ; lequel , véritable microcosme, absorbe, concentre et peut transpirer à propos tout ce qui est susceptible de convenir à la restauration physique et morale de l'être humain.

L'homme et la nature se modifiant sans cesse, et l'homme absorbant continuellement et s'assimilant les molécules atmosphériques, porte toujours en lui, en somme suffisante, la matière médicamenteuse la plus appropriée aux besoins de ceux qui vivent autour de lui. Certainement qu'alors que des jardins et des champs admirablement cultivés ont remplacé ces immenses forêts couvrant autrefois notre sol ; alors que l'intelligente activité de l'homme, qui,

multipliant sa race, a changé l'aspect des végétaux,
desséché les marais, assaini les cloaques infects,
arrache chaque jour aux entrailles de la terre des
minéraux qu'il fond et refond ou tourmente de mille
manières, sans cesser un seul instant de lancer à
profusion leurs vapeurs dans l'espace ; certainement
que, modifiant ainsi l'état de tout ce qui l'entoure
et se modifiant lui-même, les végétaux, pris à l'état
simple et employés dans la matière médicale, peuvent se rencontrer parfaitement en harmonie avec
ses besoins. Mais il est loin d'en être de même des
minéraux, trop souvent employés comme éléments
curatifs, lesquels ne peuvent subir les modifications
imprimées aux végétaux, dont le renouvellement est
successif ; et, ne fût-ce qu'au point de vue de l'examen de la matière médicale employée par l'immuable allopathie, le magnétisme devra toujours lui être
préféré. Mais je l'ai dit : à l'heure actuelle, les magnétiseurs capables ne laissent pas que d'être rares
à rencontrer. Que de pureté, d'ailleurs, tant d'esprit
que de corps, il faut réunir en soi pour produire en
magnétisme des effets constamment bienfaisants !
Le Christ est un beau et noble modèle ; mais... qui
l'imitera ?

En vérité, je vous le dis, ne cherchez pas les
fruits de la bienfaisance là où vous avez implanté
l'égoïsme ; mais, sachant que la bienfaisance peut

produire des fruits doux et délicieusement savoura-
bles, déversez, ô puissants du jour! votre sollicitude
sur les masses, et convertissez-les au bien en les affranchissant de la misère et de l'ignorance. Alors
vous ferez ample moisson d'excellents fruits, car
l'arbre de la bienfaisance aura pu étendre ses ra-
cines dans le champ de la fraternité.

MÉDITATION.

DE L'AMOUR DU PROCHAIN.

Dois-je aimer Dieu *plus que toutes choses*, l'adorer sans cesse et aimer mon prochain plus que moi-même ?

J'aime Dieu ; et, lorsque, à la pensée de ses œuvres éternelles, mon imagination se reporte vers lui, mon visage s'illumine, mon corps se dresse, mon œil contemple avec ravissement, ma poitrine se dilate et mon cœur se remplit d'admiration : aussi bien comme à la vue d'un immense désastre mon cœur se replie sous le poids de la tristesse qui l'accable, et ma tête s'incline en même temps.

Jamais, cependant, je n'ai consumé un seul instant de ma vie dans l'*adoration* de Dieu ; et je passe à chérir mon prochain plus que moi-même le temps que je ravirais à mon amour pour lui, si je me plongeais sans cesse dans l'adoration de Dieu.

Donc, j'aime Dieu et je chéris mes semblables, certain que, alors même que l'amour que je ressentirais pour eux s'élèverait au-dessus de celui que je manifesterais pour Dieu, je serais en cela agréable à Dieu ; car mes semblables ont besoin de mon amour, et Dieu, qui porte l'humanité dans son sein et la dirige, est au-dessus du *besoin* de cet amour.

CHAPITRE X.

Dans un moment où, tout à la fois, tant d'hommes à esprit léger se récrient, émerveillés, au spectacle d'effets produits par des influences magnétiques, *sans se préoccuper des causes ;* en même temps que tant d'autres hommes, étonnés des effets, et *en saisissant cependant facilement les causes,* se trouvent dépassés en attention soutenue par certains penseurs recherchant sans cesse l'origine de ces causes, ou, si je puis m'exprimer ainsi, la cause des causes, j'ai cru utile d'opérer, par la mise au jour de quelques idées contenues dans cet ouvrage, un rapprochement de pensées entre les magnétiseurs intelligents et philosophes qui se dévouent à la recherche de la vérité : certain qu'une idée émise, recueillie ensuite, puis élaborée consciencieusement, gagne toujours, quoi qu'il en advienne, à passer au creuset des différentes appréciations... une grande somme d'avantages s'offrant d'ailleurs pour celui qui l'a produite.

En effet, si cette idée qu'il a nourrie et qu'il expose est jugée vraie, il la verra avec plaisir saisie et agrandie ; des clartés nouvelles se montreront sous un plus beau jour. S'il doit en être autrement, et qu'en raison de son peu de fondement elle ne puisse être prise en considération sérieuse ; si rien d'utile ou de vrai n'en peut jaillir, chacun, sans compromettre un temps précieux, cessera de suite de s'en occuper, et son auteur devra s'estimer heureux lui-même de se trouver, par le concours des aptitudes d'autrui, débarrassé d'une chimère qui l'obséda souvent ; car c'est parfois quelque chose de laborieux que de donner une tournure intelligible à une idée qui s'offre confuse. Ne plus y revenir, c'est donc temps gagné d'une part, et, de l'autre, labeur de moins : de là double avantage.

Le magnétisme, déjà passé à l'état de science, et ayant aujourd'hui ses chaires d'enseignement, ses écoles pratiques et un nombre considérable de partisans parmi les hommes savants, et aussi parmi les médecins, dont plusieurs, d'un grand mérite, se sont faits professeurs enseignants ; le magnétisme, dis-je, a, depuis quelques années, immensément gagné dans l'opinion des gens sincères et éclairés. Il est vrai que, depuis Mesmer, Puységur, Deleuze et au-

tres, qui, de leur fortune et des travaux de toute
leur vie, ont cimenté les premières assises de cette
science, d'autres hommes, non moins dévoués et
non moins ardents, tels que les Dupotet, Ricard,
Aubin-Gauthier, Teste, etc., sont venus la propager
par leurs écrits aussi bien que par leurs expériences.
D'autres encore marchent sur leurs traces; et, s'aidant de continuelles expériences publiques, ils arriveront à vulgariser cette science, aux premières
idées de laquelle des définitions faciles initient les
plus sceptiques aussi bien que les plus illettrés.

Effectivement, les définitions faciles sont la lumière des sciences jusqu'alors incomprises, quoique
réelles; elles sont l'arme la plus redoutable à employer contre ceux qui, par ignorance ou par calcul,
veulent les voiler de ténèbres épaisses : car comment
nier la lumière, et comment en faire oublier la lueur
à celui qui a pu seulement l'entrevoir? Celui-là ne
cherche-t-il pas toujours à voir au delà de ce qu'il a
aperçu?

Ainsi, lorsqu'il s'agit de prouver l'existence du
fluide magnétique, aussi bien que ses effets, il faut
toujours s'aider, pour leur intelligence, de définitions simples, concises : celles-là seules sont heu-
reuses et gagnent des partisans à la cause.

J'en ai rencontré quelques-unes que je trouve ad-
mirables et que l'on ne peut assez s'efforcer de pro-

pager. Je citerai textuellement la suivante, que j'emprunte à ce petit livre publié en 1846, sous forme d'almanach, par le professeur Ricard :

« L'agent magnétogène, dit-il, n'est autre chose
« que le fluide qui entretient chez nous la vie,
« et que l'on a appelé fluide nerveux. C'est par
« l'effet de la volonté qu'on met en jeu le principe,
« qu'on l'envoie du centre vers les extrémités, indé-
« pendamment de ce que, lui faisant franchir les
« extrémités organiques, on en imprègne les corps
« dans lesquels on a désiré le faire pénétrer.

« Si un homme veut soulever d'une main un poids
« qu'il suppose très-lourd, il enverra, par sa volonté,
« dans les nerfs qui doivent forcer les muscles de
« son bras à la contraction nécessaire, toute la puis-
« sance dont il peut disposer ; et, à moins que le
« poids ne surpasse ses forces, il l'enlèvera de terre.
« Mais, si cet homme suppose que le même poids est
« extrêmement léger, il n'apportera dans son désir
« de le soulever qu'une volonté faible, et alors il ne
« l'ébranlera seulement pas, quelle que soit sa force
« musculaire habituelle. Dans le premier cas, il
« aura voulu envoyer, des centres nerveux à l'une
« des extrémités, le principe d'action ; dans le se-
« cond, sa volonté, trop faible, n'aura fait parvenir
« à cette extrémité qu'une portion insuffisante de
« ce principe. »

Cette définition a une valeur infinie ; en voici une autre qui me fut faite, *ex abrupto*, quelque temps après avoir lu la première, par un médecin d'une haute érudition et connu par de nombreuses publications, auquel je demandai s'il croyait à l'existence du fluide magnétique et aux surprenants effets que sa mise en jeu pouvait produire. Après avoir répondu à la seconde partie de ma question qu'il s'estimait heureux que la position indépendante que lui constitue sa fortune lui permît de dire à cet égard toute sa pensée dans un ouvrage auquel il met la dernière main, il ajouta : « Quant à l'existence de ce fluide, s'il est quelque chose d'incompréhensible, c'est qu'il se trouve des gens susceptibles d'en nier l'évidence, alors que trois mots de notre langue suffisent pour dessiller les yeux aux plus aveugles. Qu'on se figure, je suppose, une réunion nombreuse ; une expérience va être démontrée par un professeur de physique : elle résulte du contact immédiat de deux corps, et, pour être bien comprise, a besoin d'être saisie par les assistants dans son instantanéité. Le silence, d'abord, est commandé ; le plus grand recueillement existe, et le professeur dit : « Faites attention !...» — Attention, *tendere ad*. —

« En ce moment, il n'est pas douteux que le fluide magnétique propre à chacun des individus, et qui, l'instant auparavant, était répandu également dans

tous les organes, s'est en grande partie accumulé
vers le cerveau. Mais il advient aussitôt que quelque
chose,... une harmonieuse musique, se fait entendre
non loin des fenêtres de la salle : dès lors, le même
recueillement, la même attention, n'existent plus ;
il y a distraction. — Distraction, *dis-trahere*. — Il y
a tiraillement, car chacun veut partager son attention entre une chose et l'autre. Ou bien, c'est un
bruit inaccoutumé qui frappe tout à coup les assistants,... une porte est enfoncée ! Alors il y a surprise. — Surprise, *super captus*. — Il y a saisisse-
ment, et tout le fluide accumulé vers un même point
a besoin de s'épanouir, de s'étendre, pour regagner
toutes les parties qu'il avait en quelque sorte déser-
tées. »

Joignez à ces figures cette autre si belle, produite
par le célèbre Marcillet, définissant la connaissance
parfaite que possède le somnambule de la pensée
de son interlocuteur bienveillant : il vous dit, avec
vérité, que *le somnambulisme est le daguerréotype
de la pensée d'autrui*. Expression charmante et ra-
vissante d'exactitude !

Quelques personnes ont avancé et avancent encore que la *foi* est nécessaire au magnétisme, soit
pour produire des effets, soit pour en être atteint.
Ceci est une erreur grave qu'il faut se hâter de faire
oublier, et qui n'est propre qu'à faire douter les per-

sonnes étrangères au magnétisme de la vérité scrupuleuse des assertions de magnétiseurs sincères.

Et, en effet, qu'est-ce que la *foi*, si ce n'est une
confiance aveugle?... Et comment veut-on que, de
nos jours, avec les idées exactes que chacun s'efforce
d'acquérir sur toutes choses, on puisse *croire* aveu-
glément?...

Ne voyons-nous pas la vigilante philosophie, qui,
en même temps que le saint amour de la vérité, pénètre toutes les classes de notre société, nous faire
réfuter à chaque instant des choses dans la croyance
desquelles nos pères, pour la plupart, il y a un demi-
siècle à peine, auraient préféré la torture et la mort
au moindre doute?

Aujourd'hui, qu'à l'égard de pareilles choses de
vives lumières nous ont rendus sceptiques à ce point,
c'est se montrer par trop ingénu que d'exiger la *foi*
de nos semblables concernant des faits qui, comme
bien d'autres, semblent plutôt tenir du sortilége que
de la réalité, alors que, n'en ayant pas entendu dis-
courir, on se trouve appelé, pour la première fois,
à en ressentir les atteintes ou à en être témoin.

Que tous les hommes s'occupant du magnétisme
cessent donc d'en faire un *article de foi;* et, sachant
que toute chose, désormais, pour être crue, a besoin
d'être comprise, qu'ils formulent un autre langage :
eux et leur cause y gagneront en considération.

Non! la *foi* n'est nécessaire à aucun degré, et, pour produire et ressentir des effets magnétiques, il suffit de la volonté et du recueillement du magnétisé. Si ce dernier se montre bien disposé quant à vouloir ressentir les effets de l'action, se trouvant d'autant plus accessible par suite de sa bonne disposition d'esprit, les effets seront d'autant plus prompts; que si, au lieu de se montrer pourvu de beaucoup de bon vouloir, ce qui dans une séance publique pourrait être interprété comme compérage, il consent à n'être que passif sous l'action, les effets seront presque aussi prompts; que si, enfin, il y a parti pris de sa part de se roidir contre l'action et de la repousser, un magnétiseur pourvu de plus de force de résolution qu'on ne lui en opposera, et connaissant son art, triomphera tôt ou tard de la rébellion, quelle que soit la force physique du sujet auquel il s'attaquera, pourvu que ce dernier soit de bonne foi et ne recoure à aucun procédé extérieur pour se *dégager*. Le triomphe dans une lutte semblable est, on le conçoit bien, le summum de l'évidence de la puissance magnétique; triomphe qu'on n'obtient pas sans beaucoup de fatigue non plus que sans danger, et bien peu utile du reste, si ce n'est que comme moyen probant.

La science magnétique est appelée à dépenser les forces dont elle peut disposer ailleurs que dans

le dualisme avec les incrédules ; ces forces appartiennent à ceux dont la faible santé les réclame, et,
lorsque se présente un individu jouissant de toute la
vigueur que sa corpulence peut comporter, à quoi
bon déverser des forces sur lui ? N'est-ce pas là vouloir remplir un vase déjà plein et à l'intérieur duquel on n'ajoutera rien, si ce n'est qu'on en troublera
l'eau, comme on perturbera le sujet qui entrera en
lutte ?...

Si j'ai dit que la *foi* n'était utile en aucun cas, et
qu'il suffisait aux magnétiseurs de la *volonté* pour
produire des effets, j'ajouterai, quant aux personnes
qui recherchent des rapports avec les somnambules,
qu'elles doivent, confiantes ou non, se présenter
pourvues d'une *bienveillance extrême*.

Je ne dirai pas que cette bienveillance est la condition *sine qua non*, mais elle est assurément la condition essentielle de toute réponse rendue avec sin-
cérité, par suite de l'appréciation consciencieuse
qu'a faite le somnambule relativement à la demande.

Il faut, enfin, qu'on se pénètre bien de cette idée,
que par un contre-sens des plus choquants le mot lui-
même tend à accréditer : un somnambule, et surtout un somnambule lucide, que l'on devrait bien
plutôt appeler un *voyant*, ne ressemble pas plus à
un être endormi qu'aucun homme n'y ressemble,

alors que dans l'état de veille il donne cours à toute l'activité de son esprit...

Il est reconnu, en principe, que toutes les personnes accessibles au somnambulisme sont pourvues d'une santé extrêmement délicate, et même que la plupart d'entre elles sont sous le coup d'affections graves, mais qui souvent se modifient par la magnétisation même. Eh bien, lorsque magnétisant un sujet sensible notre fluide le pénètre et augmente ses forces, bientôt la saturation dont il est l'objet produit chez lui non pas le sommeil, mais l'engourdissement de la matière, à mesure que ses facultés intelligentes se déploient au dehors : cet engourdissement de la matière a déjà lieu, à un degré moindre il est vrai, chez tout animal repu, saturé d'alimentation ajoutant de nouvelles forces à celles qu'il a déjà, mais qui éprouve le besoin de digérer ces forces et d'en opérer la répartition. L'homme lui-même lorsque, dépassant la simple exigence de ses besoins, il se laisse aller aux excès du plaisir de la table et qu'ivresse s'ensuit, lutte vainement contre l'engourdissement que causent à la matière les gaz dont il est rempli : il agit encore, il parle, il tombe ; vient un moment où il continue seulement à percevoir ce qui se dit autour de lui ; mais l'engourdissement de la matière augmente de plus en plus et il finit par devenir étranger à tout, à ce point qu'à son retour à l'état normal il se souvient à peine ou ne se souvient aucunement de ses faits et gestes.

Était-il endormi durant ce temps? Non! il se trouvait en proie à l'ivresse, repu, excédé qu'il était par des forces qui l'accablaient; mais ce n'était pas là du sommeil; et, quand il pouvait encore parler, son langage, quoique toujours incohérent et mal articulé, témoignait qu'il ne dormait pas.

Cependant le somnambule, accablé aussi par des forces s'augmentant en lui, diffère essentiellement de ce dernier; et la netteté de ses idées, aussi bien que la clarté de ses réponses, prouvent que, loin de s'obscurcir, son intelligence acquiert un développement prodigieux. Pour lui, loin qu'il se concrète et s'appesantisse comme le premier, sitôt que la matière s'engourdit, l'intelligence s'expand au dehors, ses perceptions deviennent infinies; l'âme s'est presque fluidifiée à l'unisson de la substance universelle qui l'a produite : il vit dans l'éther et tend incessamment à se fusionner en cette *substance-Dieu*, abandonnant de plus en plus le centre dans lequel il était précédemment confiné et se tenant à l'extrême circonférence de son rayon. Alors toutes les merveilles du monde vont lui être dévoilées, et la nature n'aura plus de secrets pour lui...

Voilà le beau, voilà le vrai du somnambulisme lucide; aussi le sujet dont l'intelligence a atteint ce

suprême degré d'épanouissement se sent-il vivre
dans tout ce qui l'environne.

Ébloui un instant par ces merveilles qui lui apparaissent toutes à la fois sous une clarté inconnue, bientôt il jouit de la vue de tout, pénètre tout,
sent toutes choses et les touche. C'est que tout en
ce monde vit de l'air qui nous environne, et cet air
seul anime tout! C'est ainsi que tous dans la nature
nous vivons les uns dans les autres et vivons dans
toutes choses, comme tous vivent en nous ainsi que
toutes choses...

De là donc l'excessive acuité de perception des
somnambules lucides, auxquels il est aussi bien
donné de voir en nous les désordres qui y existent
et de les ressentir, comme de lire nos pensées. La
bienveillance que nous leur montrons en les consul-
tant est toute à notre profit, car rien ne les oblige
à se distraire en notre faveur des objets qui charment leur contemplation ; et, pour qu'ils reportent
leur attention sur nous, il faut ou la volonté du magnétiseur qui les dirige, ou une puissante attraction
sympathique, sinon rien ne les appellera vers nous.
Que si, au lieu de cette sympathie, de cette harmonie qui se fonde sur l'expression de notre bienveillance, nous leur témoignons non pas seulement de
l'incrédulité, mais de la défiance ; si, les considérant comme instruments bénévoles de charlata-

nisme, nous avons à leur égard des sentiments de dédain, il faut convenir que nous nous créons volontairement des droits à leur antipathie, et nous devons comprendre qu'ils se refusent aux réponses que nous désirons d'eux (1).

Le magnétiseur, moins perspicace que son somnambule, s'efforce de le contraindre; il réussit souvent par voie d'action et de persuasion intime, *sa volonté pouvant même devenir souverainement impérative;* mais souvent aussi le somnambule ne fait que mauvaise besogne en pareil cas : besogne incomplète, parce que, sa susceptibilité ayant été froissée, il agit à regret sous l'influence de la force qui le maîtrise, et dont, par des efforts inouïs, il cherche à s'affranchir, mais en vain.

C'est ainsi que, me trouvant à une soirée chez M. Marcillet, homme auquel, il faut savoir le dire, la science magnétique doit de nombreux prosélytes, et beaucoup d'écrivains, en ce genre, l'intérêt qui s'est attaché à leurs publications, je fus témoin du fait suivant :

Environ cinquante personnes remplissaient le salon, et, pressées les unes derrière les autres,

(1) Voir, dans l'un de mes précédents ouvrages, intitulé : *Guide des Incrédules,* ce que je dis *in extenso* à ce sujet au chap. xxviii, traitant de l'*indispensabilité de la bienveillance envers les somnambules.*

formaient un cercle compact autour de son sujet somnambule, Alexis Didier, qui déjà, avec une facilité extraordinaire, avait répondu à plus de vingt demandes différentes à la grande satisfaction de la plupart des spectateurs, comme au grand ébahissement de beaucoup d'autres. Se présente enfin l'un des assistants, lequel, étant d'un extérieur peu avantageux, joignait à cela, en cette circonstance, un visage extrêmement peu sympathique, et semblait vouloir, tout en murant certainement sa pensée, porter à Alexis le défi le plus complet de voir ce que contenait la boîte qu'il lui présenta, laquelle, de huit à dix centimètres en carré, bourrée de coton et recouverte d'une triple enveloppe cachetée, contenait un objet. Invité à dire ce qu'elle contenait, Alexis ne l'eut pas plutôt touchée, que, de gai qu'il était auparavant, il se prit de suite à froncer les sourcils; puis, se l'étant présentée plusieurs fois au front et à l'épigastre d'une manière qui dénotait l'impatience, il la rejeta sur la table, disant qu'il ne pouvait rien voir, qu'il fallait qu'on passât à autre chose, que l'objet contenu n'avait aucune forme définissable, qu'il était blanc, qu'il était noir, qu'il était blanc taché de noir, mais qu'il ne voulait pas s'en occuper davantage.

M. Marcillet, témoin de la répugnance qu'éprouvait son sujet, s'efforça de le contraindre par une

15

magnétisation soutenue; et, pour aider à la solution de la difficulté, il établit le rapport entre Alexis et son antagoniste, qui échangèrent rapidement une poignée de main. Dès ce moment surtout, pour dire ce qui était dans la boîte, Alexis se trouvait dispensé de le voir ; il pouvait se contenter de lire dans la pensée de celui qui lui avait remis la boîte (1), mais sa répugnance ne fut pas moins vive.

(1) Ma conversion au magnétisme fut instantanée : elle eut lieu chez M. Marcillet, un jour de séance publique ; et je puis dire que trois mois auparavant je n'avais jamais ouï parler magnétisme, lorsqu'un de mes vieux amis de vingt ans, ancien sous-officier de dragons, diable à quatre s'il en fut, mais depuis douze à quinze ans marié, père de famille et occupant un poste distingué dans l'une des premières administrations de l'État, vint me rendre visite, le cœur noyé de peine, en m'annonçant qu'il avait perdu tout espoir de conserver sa femme, affectée depuis longtemps d'une maladie des poumons : le somnambule qu'il venait de consulter, sur présentation de ses cheveux, lui ayant parfaitement dépeint son état et ayant ajouté dans le même moment, 16 du mois courant, qu'elle ne passerait pas le 24.

A ce langage si nouveau, si incompréhensible pour moi, et que j'entendais sortir de la bouche d'un ami que je savais être encore de force à préférer porter la carabine dans une ville de guerre, plutôt que le cierge à Saint-Acheul, je ne pus retenir l'expression de ma surprise, de mon étonnement ; et, sans tenir compte de sa situation pénible, croyant d'ailleurs que sa raison, cédant sous l'influence de sa douleur, s'était

Magnétisé tant et plus, il en vint à dire que l'objet, noir d'un côté, blanc de l'autre et taché de points

en partie évanouie, je lui dis : « Comment, Hippolyte, c'est vous qui venez me conter des choses semblables..., mais vous n'y croyez pas..., ce n'est pas possible, ce n'est pas vous qui me dites ces choses !... »

M'ayant affirmé que le somnambule avait dit vrai ; que son médecin, aussi son ami, lui en avait dit à peu près autant quelques jours auparavant, et qu'il avait toutes raisons pour croire plutôt que pour douter, je lui rappelai alors différentes phases de sa vie, au milieu desquelles il avait montré beaucoup d'énergie, de courage, et un jugement plein de rectitude. Ne pouvant cependant faire pénétrer chez lui le moindre doute, je finis par m'écrier : « Hélas ! Hippolyte, vous ne pouvez comprendre tout le chagrin que vous me faites ressentir en me tenant un tel langage et me disant que vous croyez à de pareilles sottises. C'est fini, mon ami, crédule comme vous l'êtes, je vous vois maintenant prêt à prendre le froc ; vous mourrez non loin de chez moi... vous mourrez trappiste. »

Le 24 au soir, le même mois, je recevais un billet de faire part pour assister le lendemain au convoi de sa malheureuse femme, décédée le matin, épuisée par les vomissements de sang qui avaient été prédits à son mari.

Cette circonstance excédant mon raisonnement, je voulus savoir ce que c'était que le magnétisme et ce qu'étaient des somnambules lucides. J'en parlai à tout venant, et fus assez heureux pour me trouver un jour en présence de M. Courant, magnétiseur, qui a eu le bonheur d'opérer plusieurs cures, et qui, après m'avoir fourni, bien qu'avec certaine réserve, quelques teintures des propriétés magnétiques, eut l'obligeance

noirs, se trouvait traversé dans son milieu d'une tige de cuivre. M. Marcillet demanda à la personne

d'ajouter qu'à la première occasion il prierait M. Marcillet de m'inviter à une de ses séances, ce qui ne tarda pas à avoir lieu.

Prévenu que j'étais, quelques jours à l'avance, que j'allais me trouver en présence d'un somnambule que je pourrais questionner, je fus tourmenté par l'embarras des questions à faire; effectivement, je ne comprenais pas encore assez ce que c'était qu'*un somnambule lucide*, et j'aurais pu demander : « Ça va-t-il sur l'eau? » La crainte d'être dupe et celle de passer, qui pis est, pour compère, si j'étais par aventure reconnu par quelqu'un, ne me tourmentait pas moins.

Enfin, le grand jour arriva et je ne m'étais encore arrêté à rien, me défiant de tous et de moi-même, lorsque je reçus une lettre timbrée de Dreux, que m'avait adressée, à ma maison de campagne, un tailleur de pierres que j'avais visité peu de jours auparavant et auquel j'avais commandé certains travaux concernant un bâtiment en construction. Je lus cette lettre furtivement, la plaçai dans la double poche de mon portefeuille, après l'avoir enveloppée d'un épais papier bleu pâte bien cacheté; et, certain que personne que moi n'en connaissait le contenu, je me rendis chez M. Marcillet à l'heure dite, bien résolu à déjouer toute jonglerie.

La réunion était nombreuse, et chacun consultait l'oracle à l'envi. Je croyais voir autant de compères que d'assistants et je n'osais me risquer; mais, avisant un jeune aspirant de marine, et croyant encore aujourd'hui que quiconque n'a pas vingt ans est étranger à la rouerie, je le priai de remettre mon papier bleu au somnambule, afin qu'il lût la lettre qu'il ren-

dont est question si l'objet contenu avait quelque
rapport avec la définition qui en était faite, et on la
vit répondre comme à regret : qu'il y avait bien

fermait. Ce jeune homme s'avança, remit la lettre, et aussitôt
le somnambule lui dit : « Mais cette lettre n'est pas à vous. —
Cela est vrai, répondit l'aspirant de marine. — La personne
qui vous l'a donnée étant ici, priez-la d'approcher. »

J'accédai à l'invitation qui m'était faite. Le *somnambule me
prit la main* un instant et me dit immédiatement : « Vous
désirez que je vous lise le contenu de cette lettre ; je vais le
faire succinctement, n'en indiquant que la substance ; » puis
il la porta à ses lèvres. « Cette lettre a été et venue, reprit-il.
— Effectivement, m'ayant été adressée de Dreux à Tillières-
sur-Avre, où je n'étais plus, elle me fut renvoyée à Paris, re-
passant par Dreux. — Eh bien ! ajouta-t-il, vous avez fait tailler des pierres pour colonnes de péristyle : elles sont prêtes ;
mais il faut que vous envoyiez votre charretier avec deux chevaux à la voiture, un seul ne suffirait pas. Cette lettre est signée : Violette fils. »

J'étais atterré par la force de vérité ; et probablement le somnambule jouissait de mon étonnement, car il me dit encore,
et gaillardement : « Vous connaissez la personne qui vous a
écrit, vous l'avez vue du moins ; voulez-vous que je vous la
dépeigne? — J'en serais flatté, » répondis-je. — *Il me reprit
la main* et aussitôt m'en fit le portrait aussi fidèlement que si
elle eût été devant lui.

Quelques instants après, chacun quittait le salon, félicitant
M. Marcillet et son somnambule Alexis, que je complimentai
aussi ; je descendis l'escalier tout en me disant : *Veni, vidi et*

15.

quelque rapport, mais qu'il était extrêmement mal
défini, et qu'on ne devait pas s'y arrêter. M. Marcillet recommanda un peu de bon vouloir et d'aménité envers son sujet, qui se trouvait excessivement
fatigué, et qui, plusieurs fois, avait sollicité énergiquement d'être réveillé. N'obtenant en cet instant
qu'une réponse quelque peu sèche, il s'anima d'une
volonté plus opiniâtre, magnétisa de nouveau son
sujet; et, le stimulant de la voix : « Du courage,
Alexis, lui dit-il, morbleu ! nous brûlerons nos
vaisseaux; monsieur est au moins médecin, mais
nous ne sommes pas habitués à être battus ainsi...
Du courage ! »

Alors on vit Alexis s'écrier presque immédiatement : *Il y a quelqu'un dans l'assemblée qui pense*

intellexi. Les poignées de main, cet argument de nos jours,
m'avaient dit plus que le somnambule et M. Courant...

Nous sommes, ainsi que toutes choses en ce monde, un
composé d'air dont les molécules similaires se réunissent pour
se concréter sous l'influence de la force d'affinité et de cohésion dont elles sont pourvues, et nous nous fluidifions déjà
rien que sous l'influence de nos propres pensées; nous nous
fluidifions bien davantage sous l'influence de la saturation magnétique. Lorsque la pensée naît en nous, elle peut se développer hors de nous par voie d'émanation ; mais son point de
départ, sa racine, si je puis m'exprimer ainsi, est en nous :
ce qui imprime, le plus souvent, à tout sujet somnambule
l'obligation de s'assimiler, de s'unir à nous par un point de
contact pour la saisir complète avec facilité.

que ce peut être un domino... « Ah ! dit alors M. Marcillet, voilà un fait qui, s'il est réel, vaut bien la
perception de l'objet.» Aussitôt une dame, placée au
troisième ou quatrième rang, confessa qu'effectivement, préoccupée par l'intérêt que lui inspirait le
somnambule, elle venait de penser que ce pouvait
être un domino ; lui ayant entendu dire que l'objet
était noir, qu'il était blanc taché de noir, puis enfin
qu'il était traversé d'une tige de cuivre.

Interrogé de nouveau à l'effet de savoir si l'objet
contenu était réellement un domino, le propriétaire
de la boîte répondit magistralement : « J'ai donné une
boîte, cette boîte contient un objet ; si votre somnambule l'avait dépeint, je n'hésiterais pas à en témoigner, mais jusqu'ici je vois seulement qu'il vient
de dire que quelqu'un dans l'assemblée a pensé que
ce pouvait être un domino, sans pour cela avoir défini l'objet. » Il y eut alors un nouvel et sublime effort
de la part d'Alexis, qui s'écria : « Oui ! c'est un domino, j'en suis sûr ; c'est le *numéro sept*, quatre
points sur le carré du haut, et trois transversalement
et en bas. Qu'on me donne un poinçon, je vais le
marquer à travers la boîte ; je vais le marquer sur le
cinquième point. » Ce qu'il fit, en effet, d'une façon
convulsive ; puis il déchira la boîte, et produisit le
domino rayé en tous sens dans son cinquième
point.

Les rieurs, en ce moment, étaient loin d'être du
côté de cet antagoniste si inhumainement obstiné;
et M. Marcillet avait peine à se contenir, lorsque ce
monsieur lui dit : « Vous avez désormais gagné en
moi un partisan sincère: j'étais incrédule, je l'avoue,
et comme tel je m'étais imposé la loi de ne point
même trahir ma pensée, afin de pouvoir être assuré
que votre sujet, désignant l'objet, l'avait vu réellement; maintenant je suis satisfait, et vous fais mes
excuses de ce que vous avez cru être un manque de
bienveillance envers lui.

—Eh quoi! répondit M. Marcillet, c'est pour en venir là que vous m'avez mis dans la nécessité de le
fatiguer à ce point qu'il faut que je lève la séance!
mais sachez bien qu'il y a à peine, de votre part,
motif raisonnable à un seul degré de plus de confiance.
Si ce n'est qu'à travers la boîte il a réellement piqué
le domino sur le point qu'il avait indiqué, vous ignoreriez encore s'il a vu l'objet plutôt dans la boîte que
dans votre pensée ; et quand vous voudrez arriver à
l'exacte appréciation de la chose, munissez-vous
d'une boîte que vous remettrait un de vos amis,
éloigné du lieu de la séance, et dont vous ignoreriez
le contenu. Alors seulement, et quand le somnambule, définissant les objets, affirmera les voir, vous
pourrez être certain qu'il les voit; mais, en outre,
montrez-vous *bienveillant*, ce qui pourra vous de-

venir facile, et souvenez-vous que l'absence complète de *bienveillance* peut être prise pour de la *malveillance*. »

Ce fait que j'ai tracé avec détail, et auquel j'attache beaucoup d'intérêt, me restera longtemps en mémoire. Je le trouve précieux en ce qu'il définit suffisamment l'extrême susceptibilité du somnambule; susceptibilité d'autant plus concevable, chez un être dont les sens surexcités acquièrent un degré d'excessive dilatation, que très-souvent, dans la vie ordinaire, nous rencontrons des personnes dont le système nerveux, devenu facilement irritable, tantôt par les maladies, tantôt par l'usage fréquent des liqueurs alcooliques, ou l'épuisement résultant des plaisirs vénériens, se montre tel, que, se rencontrant pour la première fois dans un lieu quelconque, il serait impossible qu'elles restassent seules ensemble quelques instants sans en venir à s'offenser aussitôt mutuellement. Les sens du somnambule atteignent donc, dans leur épanouissement infini, un suprême degré de sensibilité : de là vient qu'ils sont si facilement accessibles aux sentiments de sympathie et d'antipathie.

Ainsi, comme je l'ai dit plus haut, peu importe que l'on ait la *foi*; mais, quand on voudra obtenir des effets magnétiques, il faudra la *volonté;* quand on souhaitera réussir auprès des somnambules lors des

rapports qu'on aura établis avec eux, il faudra surtout se montrer rempli de *bienveillance :* tout est là.

J'ajouterai, à l'égard de ces derniers, que l'on doit
même se faire toujours une loi de la bienveillance :
tout sentiment contraire, vu leur situation, ne pouvant être considéré que comme une lâcheté gratuite.

Pour ce qui est de la faculté de voir soit à distance, soit à travers les corps les plus opaques, faculté plus ou moins attachante en raison de la lucidité que possèdent les somnambules, et qui ne peut
être niée que par des personnes complétement étrangères aux expériences de ce genre, si fréquemment
répétées dans les séances publiques, — il faut bien se
rendre compte que les sujets ne sont pas toujours
exacts dans leurs réponses ; car souvent, par des
raisons à eux, et qu'ils se gardent bien de déduire,
il advient qu'ils ne se prêtent pas volontiers aux
désirs des magnétiseurs ; désirs qui les gênent,
les troublent dans les distractions de leur situation,
et leur paraissent autant d'exigences intempestives.

L'individu mis en état de somnambulisme et dont
on n'exige rien jouit d'un bonheur extrême ; ce
bonheur est tel, qu'il voudrait toujours rester dans
l'état où il se trouve, et cela se comprend facilement. Dégagé du corps, étendu dans l'immensité,
son esprit découvre tout autour de lui des merveilles
toujours nouvelles : son état est un état de ravisse-

ment contemplatif ; et quand son magnétiseur l'interroge, il vient toujours, le plus souvent, l'arracher à de délicieux tableaux, à des préoccupations qu'il ne voudrait pas abandonner (1).

(1) C'est parce que peu de personnes comprennent l'état dans lequel se trouvent les sujets mis en somnambulisme, qu'elles s'étonnent qu'ils ne répondent pas toujours immédiatement et catégoriquement à leurs demandes.

Les facultés intellectuelles s'étendent sous l'influence du somnambulisme, et, avec elles, les observations, les déductions, les comparaisons, et aussi toutes les distractions qui sont la conséquence d'une intelligence devenue susceptible d'embrasser une foule de choses et de s'arrêter plus ou moins de temps sur chacune.

Que si l'on veut réfléchir : chacun de nous est en état de se remémorer que souvent, ayant eu le désir de s'absorber dans l'appréciation de tel ou tel passage d'un ouvrage, il lui devint impossible de commander à ses distractions, et qu'il a pu être ramené à lire, par les yeux, trois ou quatre fois de suite ce même passage sans que son esprit profitât en rien de cette lecture répétée, tant ses distractions ou ses préoccupations pouvaient être grandes. Ce n'est donc pas alors que son intelligence et sa perspicacité s'accroissent démesurément que l'on peut, avec raison, vouloir commander au somnambule et la passivité et la limitation : ce qui serait le réduire à l'ilotisme dans le temps même où il lui est donné de savoir et de discerner plus qu'en aucun autre moment de l'état de veille. Que si, en outre, on veut comprendre comment il se fait que les distractions se multiplient à l'infini pour les sujets, qu'on se reporte simplement à ceci : que les somnambules lucides

Pourtant il cède à la contrainte qui lui est imposée ; et, cédant à regret, si on ne trouve moyen d'éveiller en lui une sympathie bien vive, il a hâte de se débarrasser par des réponses telles quelles des demandes qui lui sont faites : autre chose l'intéresse plus, il veut y retourner.

Lui présente-t-on un objet renfermé dans une boite, cette boite, remplie, bourrée, est plus ou moins perméable à l'air extérieur ; dès lors le sujet y entre plus ou moins facilement. En outre, cette boite a été tenue durant plusieurs heures dans les poches ou entre les mains ; l'air intérieur s'en est échauffé, s'en est vicié ; le somnambule répugne à y faire entrer cette portion de lui-même nécessaire à

voient facilement à travers les corps, même les plus opaques, à travers les meubles, les métaux, les murailles, et qu'il leur est donné, par exemple, de voir et d'explorer, *de visu*, toutes les faces, tant externes qu'internes, d'un cadavre scellé dans un cercueil de plomb, plus facilement que nous ne pourrions le voir de nos yeux s'il était seulement sur une dalle d'amphithéâtre...

Et maintenant, combien de nos modernes sybarites seraient difficiles à tirer de leur état de ravissement contemplatif, si, au milieu d'une réunion formée de personnes des deux sexes et de différents âges, il pouvait leur être donné tout à coup d'explorer, toujours *de visu*, à travers la diaphanéité des vêtements et d'établir des comparaisons entre tous ces *tableaux vivants*.

la perception ; il sait qu'il ne s'agit que d'un vain intérêt de curiosité : ira-t-il de lui-même surmonter sa répugnance pour un pareil but ? pas le moins du monde.

Le somnambule, je le répète, est contemplatif ; il a essentiellement besoin de contemplation, et, qui plus est, dans l'étendue de son déploiement, il est paresseux à revenir à un centre quelconque ; il embrasse tout ce sur quoi il s'est expandu et voudrait ne pas le quitter. Mais incité par son magnétiseur, il fera comme l'écolier paresseux qui, contraint à traduire un auteur grec ou latin, et rebuté par les difficultés, préfère s'aider d'un texte en regard, à feuilleter laborieusement son dictionnaire ; cet écolier a aussi ses préoccupations : il voudrait retourner à son jeu qui le captive, et n'était la férule du maître, il y resterait continuellement. Le somnambule, contraint comme l'écolier, va aussi chercher le texte en regard lorsque la chose ne l'intéresse pas : au lieu de pénétrer dans la boîte qui lui a été remise, il pénètre dans le cerveau de celui dont il la tient, la chose lui étant plus facile ; il y prendra sa pensée et lui dira ce que contient sa boîte. Aussi arrive-t-il souvent qu'il est confondu par la preuve de sa paresse. Une boîte lui est remise ne contenant rien ; et celui qui la présente se plaisant, par exemple, à penser qu'elle renferme une médaille, le somnambule accuse une médaille et la traduit telle que celui avec qui il est en rapport se complait à l'imaginer.

Pour que la grande lucidité d'un sujet se montre dans toute sa puissance, il faut ordinairement que le sujet, à l'état de veille, aime sincèrement son magnétiseur, afin qu'il puisse se prêter facilement à lui être agréable, et qu'ensuite les choses à l'égard desquelles ses perceptions sont réclamées aient pour lui un côté intéressant ou susceptible de l'émouvoir affectueusement; alors, son attention se concentrant, en même temps que sa volonté se trouve soutenue par celle de son magnétiseur, il n'est rien dans ce qui est qu'il ne puisse percevoir lumineusement.

J'ai toujours pensé que la meilleure condition d'un magnétiseur vis-à-vis de son sujet somnambule et lucide était d'acquérir des titres à son affection réelle, à son estime surtout! puis de tâcher, par des services rendus, de provoquer de sa part un sentiment de reconnaissance susceptible de s'élever jusqu'au dévouement; un tel magnétiseur, estimé et chéri de son sujet, en obtiendra constamment des effets merveilleux, surtout par rapport aux personnes qu'il pourrait affectionner lui-même, et usant toutefois de cet instrument avec le ménagement convenable.

Il arrive fréquemment que l'être endormi magnétiquement concourt de lui-même à prouver qu'il n'est pas indifférent aux mobiles qui animent son magnétiseur durant l'action ; car. magnétisé dans un but, il lui arrivera de lui dire, s'il se laisse aller involontairement à la distraction : « Vous devez me magnétiser avec telle intention, et pourtant vous ne cessez d'être obsédé par telle ou telle pensée qui tend à vous absorber. »

La faculté de perception de tel sujet ne peut, selon moi, se trouver embarrassée que là où l'air serait extrêmement raréfié. C'est ainsi que je suis persuadé qu'en faisant le vide sous la cloche d'une machine pneumatique après y avoir déposé un objet, un somnambule, bien que très-lucide, ne l'apercevrait qu'avec difficulté, toutes précautions prises pour qu'il ne le lût pas en pensée.

Le magnétisme, comme science thérapeutique, étant appelé à rendre d'immenses services, on ne peut être surpris le moins du monde d'avoir vu, à certaines exceptions près, la caste privilégiée des médecins solliciter, dans son brillant congrès *pugilatoire* de 1845, des bulles d'excommunication encore à fulminer aussi bien contre les magnétiseurs et ceux qui ont recours aux procédés magnétiques dans le but d'atténuer et guérir les maladies, même les plus rebelles à la médecine ordinaire, que contre

le bienfaisant Raspail et ses milliers d'adhérents.
Raspail! cet homme de science et de labeur, dont
les ouvrages scientifiques, traduits dans toutes les
langues et répandus d'un bout du monde à l'autre,
lui assurent, à titre de bienfaiteur de l'humanité, un
renom impérissable (1)!...

(1) Le public eût facilement perdu souvenance de ce congrès, si ce n'est certaine phase scandaleuse dont eurent à
s'occuper les tribunaux. En effet, chacun se remémore facilement ce que fut, nous ne pouvons dire la discussion, mais
bien la querelle qui s'éleva entre M. ***, docteur-médecin, et
M. ***, apothicaire-pharmacien, rédacteur de l'*Asmodée*, journal de médecine.

On aurait pu croire jusque-là que ces messieurs, absorbés
dans les profondeurs de leur vaste érudition, que ne vient pas
troubler la trop grande affluence de clients, n'auraient su
comment s'y prendre s'il leur eût jamais fallu en venir aux
mains; mais l'on fut détrompé: les coups roulèrent, et ces
messieurs firent voir que le soin de leur dignité n'était pas
incompatible avec ce noble genre d'exercice.

Il y a quelque cinquante ans à peine, ces dignes et véné-
rables praticiens, embarrassés de leur haute canne à pomme
d'or et de leur ample perruque poudrée, n'eussent pu en com-
bat singulier déployer l'agilité dont ils font preuve de nos
jours. Ils s'en consolaient en jetant de la poudre aux yeux, ce
que leurs tristes successeurs en sont, pour la plupart, à regretter de ne pouvoir faire aujourd'hui que, relativement à la
haute importance qu'affectaient leurs devanciers, on semble
ne vouloir les prendre que pour têtes à perruque... et cepen-

Mais comme on ne pourra jamais établir des lois qui empêchent les malades de se soigner eux-mêmes et chez eux comme ils l'entendent, je me plais à espérer que, si de pareilles bulles étaient rendues, on verrait, médecins à part, chaque citoyen placer en parallèle, et de chaque côté de l'entrée de sa maison, les bustes de Mesmer et Raspail, comme on voit à l'intérieur ceux de Voltaire et Jean-Jacques Rousseau.

Il est certain qu'à l'aspect de ces deux bienfaiteurs de l'humanité les médecins, confus et torturés, n'auraient rien de mieux à faire que de s'enfuir et se réfugier chez les apothicaires, pour, gémissant en commun, disserter sur l'aloès et en apprécier les effets. Ce jour est loin, sans doute; mais néanmoins la nombreuse famille des magnétiseurs devrait s'efforcer de s'entendre, afin de faire disparaître le schisme qui existe dans ses rangs, état toujours préjudiciable à la considération des corps.

Beaucoup ont prouvé depuis longues années qu'ils se trouvaient épris de cette science dans l'intérêt de la science en elle-même; mais depuis Mesmer, Deleuze, Puységur, etc., M. Dupotet, dont la persévérance a été aussi incessante que sa force magnétique est puissante, a fait pour elle plus qu'aucun autre :

dant, voyez un peu, ils ont réellement des cheveux ! voire même, réunis entre eux, ils se les arrachent... séance tenante.

16.

car on l'a toujours vu s'efforçant d'en reculer les bornes, publier de nombreux ouvrages, fonder un journal, ouvrir des cours de conférences et d'enseignement dans lesquels, à chaque réunion, il s'efforçait, *voce et manu*, de pénétrer ses auditeurs de ses convictions et de les initier à ses procédés étonnants d'effets.

Quelques autres encore ont pu paraître préférer à cette science elle-même l'argent qu'elle pouvait leur rapporter; mais qui a droit de se constituer juge entre eux et la loi de nécessité qui, tandis qu'ils exerçaient toujours honorablement, a pu les faire croire préférant l'un à l'autre? N'ont-ils pas, eux aussi, rendu des services à cette même science, ne fût-ce qu'en piquant la curiosité et en provoquant l'intérêt de ceux devant qui ils l'ont produite au grand jour? Qui peut compter les prosélytes qu'ils ont faits? et je ne crains pas de me déclarer de ce nombre. Ce qu'ils ont fait ne mérite aucun stigmate, aucune colère, aucune pensée d'amertume, et peut avoir mérité souvent de la reconnaissance.

J'ai fréquemment entendu déverser sur celui des magnétiseurs connus qu'à juste titre on appelle l'intrépide Marcillet des paroles peu bienveillantes relativement à ce qu'il se prête à des expériences de salon. J'ai été témoin, à droite et à gauche, de plus de cinquante séances données par M. Marcillet, et,

qui plus est, j'ai suivi chez lui le cours plein d'intérêt du docteur Teste. Je suis en état d'affirmer que,
par suite de sa pratique irréprochable et de ses expériences multipliées, qui se firent toujours avec
convenance et dignité de sa part, il a porté beaucoup plus loin qu'on ne croit la préoccupation de
cette science ; car il a eu très-souvent pour spectateurs et consultants des personnes composant l'élite
de l'Europe, tant en princes qu'en savants, artistes
et têtes couronnées.

On lui reproche encore de s'être jeté dans le magnétisme parce qu'il a eu de l'insuccès dans les
affaires commerciales ; mais ce n'est pas son insuffisance commerciale qui l'a pourvu de sa puissance
magnétique, et s'il n'a pas eu le même succès dans
l'un qu'il obtient dans l'autre, c'est que sans doute
ses prédispositions le portaient plus vers le dernier.

Ceci rappelle l'histoire de ce fat de la cour, qui,
voulant humilier l'illustre Beaumarchais, alors maître de musique de la reine Marie-Antoinette, se
souvenant qu'il avait été horloger, le consulta d'une
façon aussi dégagée qu'impertinente, et en plein salon de Versailles, sur le mérite de sa montre. Beaumarchais la reçut modestement de ses mains, la re-
garda à peine ; puis, la laissant tomber à ses pieds,
où les mille pièces s'en brisèrent, il se prit à dire,

tout en tournant les talons : « Ah ! pardon, monsieur le marquis ; mais on m'a toujours dit que je n'étais point né pour cet état. »

Il est temps de mettre un terme à toutes ces dissensions, qui ressemblent trop à des querelles de boutique à boutique ; et, pour ma part, j'appelle de tous mes vœux un congrès magnétique au sein duquel s'élaborerait l'idée d'une organisation solide et puissante. Afin d'éviter le froissement des susceptibilités justement chatouilleuses chez les grands maîtres de l'art, toutes les différentes sociétés magnétiques réunies en une seule pourraient, il me semble, se fondre dans l'ordre suivant :

1° Les membres enseignants, tels que Dupotet, Szapary, Hébert, docteur Teste, Aubin Gauthier, l'abbé Loubert, docteur Duplanty, docteur Louyet, docteur Dumez, et autres non moins distingués, joignant ou non l'avantage de la démonstration physique à l'appui de leur docte parole. Ces messieurs, à chaque séance publique, produiraient un nouveau président pris dans leur sein et par rang d'âge, en sorte que chacun d'eux serait appelé également, et à tour de rôle, à occuper la tribune d'enseignement. Le siége du vice-président serait toujours occupé par celui-là dont l'âge le placerait immédiatement après le président du jour, en sorte que le vice-président de la veille serait constamment appelé à être le président du lendemain. Les membres enseignants s'adjoindraient, à la majorité des voix, un ou deux secrétaires pris en dehors de leur sein.

2° Les membres reconnus aptes à pratiquer des expériences publiques, tels que Marcillet, Lafontaine, Millet, Leture, Winhein, etc.

3° Des rapporteurs des travaux et faits recueillis.

4° Les auditeurs, correspondants ou non, faisant partie de la société.

La société prendrait le titre d'institut ou collége magnétique ; elle aurait sa bibliothèque, ses pièces anatomiques, ses instruments et appareils de physique démonstrative.

Des cartes d'entrée publique et gratuite seraient remises à chaque membre pour être distribuées en dehors de la société.

Des invitations d'assister aux séances seraient faites aux savants, aux publicistes, ainsi qu'à toute personne de distinction.

Une chaire serait établie, que chaque assistant aurait droit d'occuper lors des conférences qui suivraient l'enseignement du professeur de semaine et les expériences faites.

L'institut ou collége magnétique accepterait les legs et dons volontaires pouvant concourir à son développement, et plus tard à la rétribution des professeurs et expérimentateurs et sujets.

Ainsi organisé, l'institut magnétique, occupant un local convenable, et concentrant ses efforts, ne manquerait pas d'acquérir une importance retentissante. Cette science serait alors prise au sérieux par tout le monde ; ses professeurs, placés sur un théâtre plus digne d'eux, y gagneraient en considération comme en relations, et la société se trouverait bientôt pourvue de tous les éléments nécessaires à la progression comme à la propagation de son enseignement.

Le magnétisme est une sainte chose, qu'on ne s'y trompe pas. Beaucoup parlent en insensés, comme en hypocrites, des dangers qu'il présente, et sont intéressés à nier ses avantages ; mais tous les gens de bonne foi qui se sont occupés de cette science sont prêts à dire que l'énorme somme de ses avantages laisse bien loin derrière elle les quelques dangers réels qu'il peut offrir.

Mais quelle science, quand même ! n'offre pas ses dangers ? La connaissance de la médecine, aussi bien que celle des préparations pharmaceutiques, ne présente-t-elle pas son danger physique et moral ?... L'homme criminel n'y trouve-t-il pas, pour le seconder dans ses mauvais desseins, des excitants ou des soporifiques aussi bien que des poisons ?... Faut-il condamner l'étude des sciences utiles parce qu'elles peuvent recéler quelques dangers toujours reconnus tôt ou tard ? Autant vaudrait provoquer le débordement des rivières, parce que de temps à autre quelques individus se noient dans leur lit trop profond ; autant vaudrait fermer à jamais son cœur à la charité bienfaisante, parce que la bienfaisance elle-même rencontre non-seulement des ingrats, mais encore des cupides et des spoliateurs.

Abstraction faite des services qu'aidé du somnambulisme le magnétisme peut rendre dans les différentes affections maladives qui assiégent l'humanité, envisagé de la hauteur de la philosophie, il offre un horizon immense de moralisation, éclairé par la révélation positive de ce fait : *que l'homme ne s'appartient même plus dans sa pensée, qui, à tout instant, peut lui être maintenant soustraite, empreinte de ses mauvais desseins conçus ou exécutés.* Mais, en outre, l'homme y voit qu'un pouvoir de plus lui est donné de pratiquer le bien, et se confirme dans l'idée qu'il ne doit pas s'en écarter. Le soulagement qu'il peut apporter à ses semblables, le calme qu'il peut procurer à leur esprit l'en rapproche facilement et lui apprend à les aimer avec tendresse.

Ce que l'étude du magnétisme a opéré dans mon esprit depuis mon initiation, beaucoup l'ont éprouvé, et bien d'autres encore sont appelés à le ressentir : le magnétisme m'a révélé un Dieu qui m'était inconnu, et dont je ne cesse d'admirer les merveilles. Depuis lors, j'ai pu croire à des vérités physiques que je rejetais comme miracles, et mesurer dans toute l'étendue de leur mérite des hommes que je repoussais comme imposteurs. Qui plus est, il n'y a pas aujourd'hui un seul de ces faits que je considérais autrefois comme exorbitants d'impudence mensongère que je ne sois disposé à croire, à m'expliquer, et même à affirmer comme vrai, tant ils me paraissent possibles, expliqués qu'ils sont la plupart par l'action magnétique.

S'aidant de quelques manuels pratiques, assistant à quelques expériences physiques des différentes sociétés existantes aujourd'hui, suivant, en outre, les cours si faciles d'anatomie et de magnétisme qu'a fondés chez lui M. Dupotet (1), chacun peut

(1) C'est, je l'ai dit plus haut, chez M. Marcillet que j'ai été converti au magnétisme, et c'est à l'école de M. Dupotet que s'est faite mon éducation première en cette science : plus tard, l'expérience et mon assiduité aux conférences de l'estimable M. de Tourreil ont fait de moi, mon raisonnement aidant, ce que j'ai pu me montrer en mes différents écrits. J'en suis toujours à regretter profondément la désunion qui s'est produite et subsiste entre deux hommes de mérite divers, entre deux contemporains que la postérité groupera ensemble, et qui,

bien aisément arriver à se constituer le médecin intelligent de lui-même et de sa famille, ainsi que le bienfaiteur toujours opportun de l'affligé auprès duquel il se rencontre.

Bien loin de les désunir entre eux, c'est le cœur toujours rempli du sentiment de leur mérite respectif que nous devons nous approcher de ces hommes dévoués, qui, après avoir, depuis longues années, sacrifié leur fortune au progrès de cette

mes deux premiers maîtres, si je puis les appeler ainsi, ont l'un et l'autre, au point de vue de l'intérêt que je porte à la cause du magnétisme, de si grands titres à ma haute considération. J'ai raconté, dans mon *Initiation aux mystères de la théorie et de la pratique du magnétisme*, comment, dans une circonstance donnée, j'avais été conduit à prendre fait et cause pour M. Marcillet contre M. Dupotet. Ce que j'ai fait en 1847, et bien que mille indignités m'aient été faites depuis, je le ferais encore aujourd'hui en dépit, tout comme alors, du mérite infiniment supérieur de M. Dupotet; mérite qui est tel, que nul à cette heure n'importe plus que lui à la propagation expérimentale et scientifique du magnétisme. Le temps, du reste, s'est chargé de me donner raison; et force a bien été au président du banquet annuel et anniversaire de la naissance de Mesmer, de lever, en face de l'expression réitérée de la volonté générale, l'exclusion arbitraire qui pesa sur M. Marcillet, aussi bien comme il a été donné à M. Hébert, son disciple intime, de prononcer un discours apologétique touchant la mémoire de l'aussi zélé que savant et infortuné docteur Viancin, exclu aussi en son vivant.

17

science, sacrifient encore le plus précieux de leur temps à former et à asseoir des convictions. Mais aussi, qu'ils sachent bien qu'ils se doivent un mutuel appui, une mutuelle considération; et que ceux-là d'entre eux qui, en présence de l'ennemi commun, toujours prompt à dénigrer et soufflant la discorde, faillissent à cette obligation, à ce devoir envers des collègues justement estimés, ne pourront que s'attirer l'éloignement de ces collègues et la déconsidération des hommes sensés. L'inimitié chez eux, pouvant en outre se traduire malheureusement en propos ou écrits désobligeants, et souvent même calomnieux à l'égard de leurs collègues, laisserait toujours sur leurs lèvres l'empreinte livide de ce fiel qu'ils n'auraient pu retenir; et quelque haut qu'ils fussent placés dans le monde magnétique, on aurait toujours à déplorer et à censurer amèrement en se rencontrant en face d'eux, qu'il leur ait été donné de fournir l'exemple d'un grand mérite sans doute, mais fatalement allié aux étroits sentiments d'une jalousie profondément condamnable, en tant surtout que puisant son unique motif dans le développement simultané de leur réputation relative.

MÉDITATION.

QU'EST-CE QUE DIEU ?

Dieu est souverainement essence ; il est impalpable, insaisissable, quoique présent partout. Dès lors nous ne pouvons comprendre Dieu sous une forme corporelle, toute forme entraînant la limitation, et Dieu, présent partout dans l'immensité, ne pouvant avoir une forme, un extérieur.

Si donc nous concevons l'immutabilité de Dieu, ce ne peut être dans sa forme, puisqu'il n'en a point ; et lorsque, par des images, nous tendons à le représenter aux yeux du monde, ces images ne peuvent être de notre part que de pures fictions. Et si Dieu est immuable, et s'il a dû l'être de tout temps, ce ne peut être que dans ce que nous appellerons ou ses desseins, ou ses décrets touchant un ordre de choses devant se développer graduellement, et non pas l'expression d'une volonté soudaine créant *tout* d'un premier jet. Car, pour que Dieu eût été de tout temps immuable quant à l'expression d'une volonté subitement arrêtée, il faudrait qu'il eût généré au même instant le simple et le complexe ; Dieu n'ayant pu être simple d'abord et ajouter ensuite à lui-même en créant les mondes. sans quoi Dieu eût été muable dans sa volonté.

Dieu n'ayant pu ajouter à lui-même sans devenir immédiatement muable dans sa volonté, n'en résulterait-il pas que les mondes auraient toujours été coéternels à Dieu..., parce que Dieu n'a pu être d'abord à l'état simple, puis ensuite à l'état composé en les créant?

En admettant l'immutabilité résolue dans une volonté fixe, complète, inébranlable, et en aucune façon susceptible d'être modifiée, il s'ensuivrait que, notre monde existant encore aujourd'hui, après avoir dû exister de tout temps, nous pourrions peut-être bien consentir un instant à dire que jusqu'à ce jour, et relativement à l'existence de ce monde, Dieu s'est montré immuable; mais pour qu'il demeure immuable *in æternum*, il faut nécessairement que les mondes subsistent éternellement, vu que l'anéantissement des mondes, de par sa volonté, entraînerait sa mutabilité.

Dieu doit-il rester immuable?

S'il doit demeurer immuable, ce monde, qui n'aurait pas eu de commencement, n'aurait jamais de fin, l'immutabilité de Dieu ne pouvant être acceptée qu'à cette condition. Et maintenant, dans ce mot *immutabilité* je ne rencontre pas les syllabes constitutives du mot *progression*, mot qui emporte au moins avec lui l'idée de la subversion du bien en faveur du mieux qui se trouve réalisé chaque jour... Le progrès serait-il par hasard une œuvre satanique, et aurait-il lieu en dehors de la volonté immuable?...

J'ai dit ailleurs (1) : Dieu est la substance universelle ; il est *lumière, chaleur, intelligence.* Il est *omniprésent, omniscient, omnipuissant!* Omnipuissant jusqu'à la limite du néant ; car *Dieu peut tout, hormis le néant,* qui est le non-être ; le non-être autour de Dieu impliquerait nécessairement la déchéance de ses qualités d'omniprésent, d'omniscient, d'omnipuissant, et *Dieu ne peut s'abstraire.*

Comme il ressort de cette conclusion que *Dieu ne peut faire le néant,* et que *Dieu ne peut s'abstraire,* il en résulte qu'une double barrière se trouve élevée contre la toute-puissance de Dieu, et j'éprouve le besoin de m'expliquer.

L'homme règne ici-bas sur la terre et peut toucher du doigt tout ce qui l'environne ; réduit à l'isolement le plus complet, il touche encore le sol et les parois de sa prison ; il peut enfin cesser d'être homme. S'il arrivait que Dieu fît le néant autour de lui, sur quoi régnerait-il? que gouvernerait-il? que

---

(1) 1847. Explication du phénomène de seconde vue et de soustraction de pensée dont jouissent les somnambules.

17.

verrait-il? que toucherait-il? Et, réduit à cette situation si singulière, serait-il forcé de demeurer Dieu?... Mais alors, de qui, de quoi serait-il Dieu?

Que s'il avait pu faire le néant, évidemment il serait, réduit à l'état qui découlerait du fait, plus malheureux que, de nos jours, le dernier des hommes; et Dieu, qui est l'intelligence suprême, ne pourrait se complaire dans une telle situation.

Le néant peut-il donc avoir lieu?...

Non! le néant ne peut avoir lieu en tant que Dieu *sera*, car Dieu même *ne peut* le faire; mais rien de tout ce qui se renouvelle sans cesse dans la nature ne se renouvellerait du moment que *Dieu cesserait d'être*.

Or Dieu peut-il cesser d'être? et ici sa puissance est-elle plus limitée que celle de l'homme qui, à tout instant, de par sa volonté seule, peut cesser d'être?

Si Dieu ne peut cesser d'être, les mondes seront de toute éternité, et nul n'en verra la fin, *le néant étant impossible à Dieu*.

Cependant, voici deux barrières insurmontables élevées contre la toute-puissance de Dieu:

Dieu *ne peut* faire le néant;

Dieu *ne peut* même pas cesser d'être.

Ce n'est pas tout. La substance universelle étant lumière, chaleur, intelligence, et convaincu que je suis que la lumière et la chaleur portent en elles l'intelligence qui s'attache à tout germe de vie, je me demande d'où émanent pour nous la lumière et la chaleur. Je cherche tout autour de moi, je cherche…, je cherche…, et ne trouve que le soleil. Alors, je me dis : « Le soleil donc est-il Dieu? ou bien Dieu, prenant son centre dans une région infiniment plus élevée, le soleil ne serait-il qu'un objectif perméable aux rayons divins ; lequel, tourné vers notre planète, — *ainsi que d'autres soleils tournés vers d'autres planètes*, — radierait sur elle la lumière vive qu'il recevrait de plus haut que là où il se trouve (1)? » Le soleil, ainsi apprécié, n'en devrait pas moins, pour nous et par nous sur cette terre, être considéré comme le premier et tout à la fois le plus puissant représentant de Dieu : conséquemment, ce serait toujours vers lui qu'il nous faudrait principalement tourner nos hommages pour arriver à Dieu même par voie d'aspiration.

(1) Notre planète pouvant n'être qu'une variété dans l'espèce, sans doute que nous serions nous-mêmes, nous tous qui l'habitons, à l'état de variété relativement aux habitants des autres planètes, sans pouvoir toutefois connaître les instincts et la destinée future des habitants de ces autres planètes, en égard à l'éternité et aux récompenses promises; sans pouvoir, en outre, surtout si leurs instincts sont différents, être assurés qu'il n'y aura pas pour eux nombre de paradis… et d'enfers! différents des nôtres…

Plein de la conviction que je pouvais élever mes aspirations vers cet astre, centre et foyer révélateur d'une puissance mystérieuse, je me suis écrié un jour : « Du soleil !... Tout par lui, rien sans lui ! »

Creusons encore...

Dieu voit tout, sait tout, est présent partout... avons-nous dit.

Quelle peut donc être son essence?

Dieu est souverainement intelligent, et *tout* émane de lui...

La substance universelle est également partout, sans solution de continuité aucune...

Dieu et la substance universelle, présents partout à la fois, doivent-ils être considérés comme corrélatifs? ou bien la substance universelle, présente partout ainsi que Dieu, doit-elle être considérée comme une émanation, comme un *suintement* du Dieu présent partout ainsi qu'elle?

La substance universelle, en tant qu'émanation immédiate de Dieu, serait-elle pourvue d'intelligence?

Si la substance universelle porte en elle un principe d'intelligence, pourquoi cet état *duplex* de la substance universelle intelligente et de Dieu intelligent?

Si la substance universelle est dépourvue d'intelligence, et si Dieu seul porte et conserve en sa virtualité, sans partage et conséquemment sans expansion, toutes les qualités dont il est pourvu, à quoi bon la substance universelle dont Dieu *présent partout* ne peut avoir que faire?

Si la substance universelle est intelligente, elle ne peut être intelligente qu'à la condition d'être lumière; et, si peu intelligente qu'elle soit, comme elle est sans solution de continuité, elle est omnisciente. Si peu lumineuse qu'elle soit, elle est omnivoyante. Toute lumière a sa chaleur relative, et toute chaleur ayant puissance de pénétrativité de tous les corps, elle est omniprésente. Toute chaleur, en outre, produit son mouvement; mise en jeu de l'électricité...

Comment la substance universelle, présente partout ainsi que Dieu, émanation immédiate de Dieu, pourrait-elle ne pas être intelligente?...

Pour moi, la substance universelle n'est qu'*une*; elle est divine! Dieu et la substance universelle sont tout un à mes yeux, en ce sens que la substance universelle est pourvue de tous les attributs de Dieu: car elle est lumière, chaleur, intelligence et mouvement; elle est présente partout, voit tout et sait tout; elle crée tout en se concrétant sous divers aspects, et tout fait retour à elle en un état plus parfait, par suite de la vie qui s'est manifestée, de la chimilication qu'elle a produite et de la déconcrétion qui suit la mort.

CHAPITRE XI.

L'homme sécrète continuellement sa propre substance, et cette substance émanée de lui laisse partout où il passe une ligne de type qui permet de le
reconnaître, de le suivre.

Cette émanation de lui-même est à l'état de fluide
plastique au moment où il la radie, et elle ne peut
perdre de sa plasticité que par l'effet de la chaleur
et de l'agitation de l'air, qui tendent constamment à
accroître son élasticité, et finissent par la mêler tellement au fluide atmosphérique, qu'elle devient, à la
longue, insaisissable aux sens même du somnambule le plus perspicace : car elle s'est alors fondue
dans le tout, elle s'est universalisée ; elle est, en un
mot, redevenue tout ce qui est, étant désormais dans
tout (1).

(1) L'étude de l'homme a d'ailleurs démontré, et aujour-

Lorsque la substance émanée de l'homme et mêlée à l'air ambiant tend à se fusionner en l'air atmosphérique et à diminuer la plasticité de la ligne de type que l'homme a laissée sur son passage, les corps inertes qu'il a touchés conservent encore plus ou moins longtemps la trace de son passage en raison directe de leur densité et de la durée du contact de l'homme : son fluide comportant la chaleur les a pénétrés plus ou moins profondément, et il s'en dégage plus ou moins lentement ; c'est ce qui explique, du reste, comment le chien arrive à rejoindre son maître rien qu'en flairant le sol, quel qu'il soit, où il n'a fait que poser le pied.

C'est, bien plus, cette plasticité du fluide éma-

d'hui tous les savants qui se sont occupés de la question sont d'accord entre eux sur ce point : que l'homme se renouvelle en chair et en os tous les sept ans. Il y a donc décomposition et recomposition continuelles de son être ; et en admettant pour moyenne qu'un homme pèse cent livres, la livre étant de cinq cents grammes, on trouve que l'homme émane chaque jour environ vingt grammes de sa substance fluidifiée.

Cette émanation a lieu surtout par voie du fluide passif et purement calorique, car tous les pores de notre être radient la chaleur en tant que la vie et le mouvement lui sont inhérents ; mais l'action continuellement active de la pensée nous fait aussi émettre hors de nous certaine somme de notre substance matérielle, devenue intelligente après s'être spiritualisée dans les ventricules du cerveau.

nant de l'homme qui explique comment les somnambules voient, comme s'ils y étaient encore présents, des individus qui ayant séjourné dans un lieu ou franchi un espace s'en sont éloignés depuis plus ou moins de temps ; ils les voient et les distinguent positivement, et cela d'une façon plus complète que nous n'apercevons la silhouette de l'homme dont l'ombre se dessine sur une muraille quand le soleil fait qu'elle s'y projette ; d'une façon plus complète que nous ne voyons cette même ombre fixée par le daguerréotype sur la plaque métallique.

Les annales du somnambulisme fourmillent de faits probants à cet égard, lesquels ne peuvent être révoqués en doute que par les hommes qui, étrangers à ses effets ou ayant dédaigné de se rendre compte des causes, n'ont pu arriver encore à les comprendre ; de cela il résulte que certains d'entre ces hommes restent continuellement ébahis, tandis que les plus sots nient à en perdre haleine, et ne peuvent rompre la croûte d'ignorance qui enveloppe leur jugement encrassé.

Négligeant à dessein d'exciper de faits dès longtemps connus et commentés diversement, je ne crois pas cependant absolument hors propos de citer, à l'appui de ce que j'ai dit plus haut, une relation inédite et que j'ai sous les yeux. laquelle décèle un fait de perception à distance dû à l'extrême lucidité du somnambule Alexis Didier.

Je copie textuellement (1) :

Paris, 25 juin 1847.

Monsieur,

« Ma fille et mon gendre quittèrent Paris, samedi 19 juin, vers midi, très-décidés à coucher du 20 au 21 à Nancy, et du 21 au 22 à Carlsruhe.

« Lundi, 21, vers midi, la princesse, notre médecin et moi allâmes trouver M. Alexis lors de son sommeil magnétique, et lui demandâmes, entre autres, des nouvelles de nos absents.

« Après six ou huit minutes de silence, il dit : « Ah ! ils sont partis d'ici avant-hier ; ils se portent « bien et cheminent en ce moment en Allemagne. »

« Nous lui observâmes que cela nous semblait de toute impossibilité, vu leur ferme propos de s'arrêter à Nancy, et la célérité inusitée qu'il faudrait pour atteindre, sans chevaux commandés, Strasbourg en si peu de temps.

(1) Cette lettre fut adressée, dans le cours de 1847, à M. Marcillet, rue de la Victoire, 43, par M. le prince d'Ottingen-Wallerstein, remplissant à Paris, à cette époque, les fonctions d'ambassadeur de Bavière ; elle peut donc mériter quelque créance.

18

« Je vous dis, répliqua-t-il, qu'ils sont hors de
« France depuis ce matin. Ils ont rencontré un che-
« min de fer, et en ce moment ils vont grand train
« sur une route vers l'est. Je les vois clairement,
« ainsi qu'un petit garçon qui est avec eux. Ah ! le
« joli enfant ! »

« Nous quittâmes M. Alexis, convaincus d'une
erreur quelconque. Nous nous reprochâmes vivement de ne pas lui avoir laissé le temps nécessaire
pour se trouver en rapport complet avec nous. Nous
délibérâmes même si peut-être la langue allemande,
encore fort usitée en Lorraine et en Alsace, l'aurait
trompé sur le pays, etc., etc.

« Jugez, monsieur, de notre étonnement lors-
qu'une lettre de ma fille, arrivée à l'instant, vint nous
apprendre qu'une rapidité presque incroyable les a
conduits à Nancy de trop bonne heure pour y séjour-
ner, qu'ils ont passé Strasbourg le 21 de grand matin, et que, profitant du chemin de fer de Strasbourg
à Carlsruhe, ils étaient rendus en cette dernière
ville assez tôt pour atteindre Stuttgart dès quatre
heures et demie du soir. M. Alexis avait donc dit
parfaitement juste ; et, à l'heure de notre entrevue
avec lui, nos voyageurs cheminaient effectivement
entre Carlsruhe et Stuttgart (1).

---

(1) Le corps humain absorbe et dégage à tout instant plus

« Je m'empresse, monsieur, de vous prévenir de ce fait, fort remarquable, à mon avis, sous le point de

ou moins d'électricité, suivant l'organisation particulière à chacun de nous. Cette électricité, qui, sous l'influence de l'activité de notre esprit, ou si mieux on aime : cette électricité, qui, sous l'influence de la tension du principe intelligent qui est en nous se dégage en suivant le parcours de nos organes cérébraux, n'est autre chose en cet état qu'un fluide qui prête des forces à notre intelligence lorsqu'elle creuse une idée, qui prête des ailes à notre pensée lorsqu'elle se porte vers des objets éloignés.

La somme d'électricité que nous portons naturellement en nous pouvant être sensiblement accrue, en même temps que puissamment propulsée par le fait de la saturation que produit l'action magnétique, aussi bien comme par suite de la volonté du magnétiseur et de notre propre action sur nous-mêmes, nous pouvons pousser au loin, à l'aide de notre simple volonté plus ou moins soutenue, plus ou moins ardente ; nous pouvons pousser au loin ce fluide électrique, qui dès lors, et à l'état de courant, se dégage de nous : et, quel que puisse être le trajet de ce fluide, quelque éloigné que soit le point qu'il doit atteindre, comme il se dégage sous l'influence de notre volonté et qu'il est propulsé par elle ; comme notre volonté est chose corrélative de ce que nous appelons l'intelligence, il emporte avec lui notre désir de voir et sentir, et c'est par son moyen, c'est par l'assistance qu'il prête à notre désir de voir et sentir que nous voyons et sentons absolument comme si nous touchions de l'œil et du doigt. Or, voir et sentir, et déduire avec intelligence, c'est savoir.

Chacun de nous est pourvu d'une somme de fluide électri-

vue que voici. Abstraction faite de ce que M. Alexis
ne nous connaissait pas alors, certes ses renseigne-
ments ne pouvaient être puisés ni dans ce qu'on
savait à Paris sur le voyage de mon gendre et de ma
fille, ni dans le rapport de M. Alexis avec nous; nos
convictions à tous étant et demeurant, même après
l'entrevue, arrêtées en sens contraire. Ce que
M. Alexis a déclaré et soutenu avec tant de vérité
était donc le fruit d'une *intuition immédiate*.

« Veuillez recevoir, monsieur, pour vous et pour
M. Alexis, mes salutations les plus empressées.

« PRINCE D'OTTINGEN-WALLERSTEIN. »

Je ne commenterai pas la lettre ci-dessus, encore
bien moins ferai-je l'analyse des faits et moyens. Je
me bornerai à dire que je tiens pour *absolument vrai*
ce qu'elle relate, et que toutes les personnes qui
portent intérêt au magnétisme doivent être recon-
naissantes envers le prince d'Ottingen-Wallerstein de
ce qu'il n'a pas craint de signer de sa main un fait

que en rapport avec ses besoins; chacun de nous dépense et
renouvelle ce fluide; chacun de nous est libre de le propulser
à travers ses organes cérébraux et de lui imprimer le courant
qui convient à ses préoccupations : c'est aidés que nous
sommes par cette opération que nous arrivons, *en l'état de
somnambulisme*, à savoir ce qui se passe au loin. — Note de
l'auteur.

qu'il lui est donné de pouvoir affirmer, et qu'il a su raconter et expliquer avec intelligence et simplicité. Mais comme je n'ignore pas combien est grande l'incrédulité des ignorants, et aussi combien sont profonds et déplorables les préjugés des soi-disant savants; comme je sais, qui plus est, qu'une lettre signée de la main d'un prince et ambassadeur, qu'il ne peut être donné à chacun, individuellement, de connaître pour un honnête homme, ne conclut absolument rien quant à l'ascendant de la position sociale dans un temps où Teste, Cubières; prince de Bergues; duc et pair de Praslin, et *tutti quanti*, revêtus des plus nobles insignes, forcent la justice à se si gravement préoccuper d'eux, qu'au train dont nous semblons marcher en ce temps de haute moralité beaucoup croient que la bonne foi est à peu près bannie de la terre, je vais faire en sorte de mettre mon lecteur à même de saisir la marche d'un somnambule lucide à l'aide d'un fait, bien que fictif. Il lui deviendra aisé, je pense, après m'avoir prêté quelque attention, d'analyser et d'expliquer lui-même, ensuite, tous les faits réels et analogues dont il pourra être témoin, ou qui lui seront racontés comme vrais.

Quant à moi, je suis parfaitement convaincu qu'un jour viendra, qui n'est pas loin, où l'on s'empressera de recourir à la merveilleuse lucidité des som-

18.

nambules, à l'effet d'éclairer la voie, alors que de grands crimes épouvanteront la société, aussi bien par suite de l'atrocité qu'ils révéleront, qu'en raison des moyens mis en œuvre par leurs auteurs pour se dérober aux recherches de la justice. Certes, pour moi, le crime commis le 22 décembre 1846, rue des Moineaux, 10, sur la personne de la veuve Dalke, et celui-là qui préoccupa tant les esprits et fut commis sur la duchesse de Praslin, étaient des crimes dont un somnambule *bien dirigé*, et jouissant d'une lucidité semblable à celle dont fit souvent preuve Alexis, pouvait dénoncer les auteurs à l'heure où les magistrats se sont transportés auprès des victimes.

Dans chacune de ces deux localités, les fauteurs de ces deux forfaits avaient laissé derrière eux, sur le théâtre de leur crime, assez de traces fluido-plastiques de leur substance pour que le somnam-bule pût les reconnaître et les suivre comme à la piste dès l'instant qui suivit la perpétration de ces crimes, et tandis que l'air remplissant les différentes pièces de l'appartement n'avait pu encore être dé-naturé par les absorptions, et surtout par les radia-tions différentes et différemment aromatisées d'un trop grand concours de personnes intervenues avant le somnambule.

Oui ! un jour viendra certainement où les criminels auront plus de frayeur à l'idée des investigations d'un sujet somnambule, qu'ils ne peuvent aujourd'hui concevoir d'épouvante au récit des peines de l'enfer qu'on dit leur être réservées. Mais revenons à notre sujet et tâchons de faire une narration intelligible autant que vraisemblable.

Je suppose deux artisans partant ensemble et à pied pour se rendre de Paris à Soissons, où ils sont respectivement attendus dans leur famille. Bien qu'ils aient tous deux annoncé en même temps leur départ et leur arrivée prochaine, et qu'ils aient dû faire route ensemble, un seul d'entre eux est arrivé en ville et dit n'avoir pu être accompagné par son camarade, obligé de s'arrêter en route.

Aucune nouvelle n'arrivant à sa famille, celle-ci se décide, après quelques jours d'attente, à consulter une somnambule ; et l'aidant, aussitôt qu'elle est entrée en sommeil, de ce qu'elle sait des faits antérieurs au départ, la somnambule s'exprime ainsi :

« Je vois les deux jeunes gens : ils sont ensemble dans un logement situé à tel endroit, en telle rue ; ils descendent l'escalier et sortent de Paris par le faubourg Saint-Martin; ils suivent la grande route et s'arrêtent au Bourget ; ils se mettent à table et déjeunent dans une auberge située à tel endroit, à droite de la route : je vois son enseigne, elle représente

telle chose ; il doit être telle heure. L'un d'eux
paye, c'est le plus petit : l'autre n'a pas d'argent ; ils quittent l'auberge et se remettent en
route...

« Diable ! ils marchent bon pas, ils arriveront
vite. Les voici à Dammartin ; ils s'arrêtent de nouveau dans telle auberge, ils restent moins longtemps
que dans la première ; c'est toujours le petit qui
paye : il a le gousset bien garni.... Les voilà re-
partis.

« Tiens ! j'aperçois une forêt ; oh ! comme elle
est belle ! la grande route la traverse : c'est celle de
Villers-Cotterets. Voici un chevreuil qui paraît. Ils
quittent la route et pénètrent dans la forêt : ils
cherchent par où a passé le chevreuil. Le grand
jeune homme, celui qui n'a pas le sou, appelle le
petit ; ils sont dans un endroit bien sombre, la nuit
arrive ; le petit veut regagner la route, le grand l'en
empêche et veut l'entraîner. Le petit résiste en se
fâchant ; ils se battent ; le grand tire son couteau...
Ah !... il l'a tué !!! il lui a porté un coup dans le
dos, entre les deux épaules ; il est mort subitement....

« Le grand savait bien ce qu'il faisait : il le dés-
habille, il lui vole sa ceinture ; elle contient de l'or,
beaucoup de pièces : deux mille francs environ. Il
lui prend sa montre, il le traîne par les jambes et le

l'ait glisser dans une mare ; il se remet en route ; il donne un coup de pied dans la casquette de son camarade qui est restée à terre et l'envoie dans la mare par-dessus les roseaux. Il a lavé ses mains et son couteau avant de quitter la mare ; le couteau est comme ça et comme ça.

« L'assassin est maintenant hors de la forêt ; il marche toute la nuit, ne s'arrête nulle part ; la pensée de son crime ne le quitte pas, il éprouve une sorte de fièvre qui le fait marcher plus vite encore qu'il n'avait marché depuis qu'il s'est mis en route ; il arrive à Soissons, il est dix heures du matin. Il va droit chez son père ; on l'attendait : on a préparé à déjeuner. La maison est bâtie et distribuée de telle façon. Son père est menuisier : c'est un bien brave homme, bien estimé dans la ville ; ses voisins viennent le complimenter sur l'arrivée de son fils, qui a l'air bien fatigué, etc., etc.

« Mais on peut l'arrêter, il est encore en ce moment chez son père ; il a été malade durant tant de jours après son arrivée. On trouvera sur lui la ceinture de son camarade ; quant à la montre, il a déjà eu l'intention de la vendre à un orfévre de Soissons, mais je la vois toujours au fond de son sac de voyage. C'est une montre en or, elle n'est pas comme on les fait aujourd'hui. »

Dans cette relation que vient de fournir la somnambule d'un crime ignoré, et dont aucune créature humaine n'avait été témoin, on voit que les détails abondent : c'est qu'en effet la somnambule *vraiment lucide* n'omet aucune particularité, *du moment que, par l'intérêt qu'a su lui inspirer son interlocuteur*, elle a pu, s'identifiant à lui, ressentir un vif désir de satisfaire à son besoin de connaître la vérité. On voit, en outre, que la somnambule a suivi la ligne de type des acteurs de la scène partout où elle a dû s'établir ; seulement je la lui ai fait suivre pas à pas, afin de mieux saisir l'imagination par cette peinture minutieuse qui ne comporte en elle rien d'exagéré, rien de contraire à ce qui se passe chaque jour et à ce dont est persuadé quiconque a eu un sujet somnambule tant soit peu lucide à diriger.

Le mien, ayant, en cette circonstance, été conduit par la parole ou seulement par la pensée de son interlocuteur au domicile qu'ont dû quitter mes deux voyageurs, s'est trouvé immédiatement en état de suivre leur trace (1), en même temps que, par l'exac-

_____

(1) Le somnambule qui a désir de se rendre compte a besoin d'être guidé par la pensée de son interlocuteur vers le lieu qui a pu servir d'habitation aux personnes dont il est prié de suivre la trace ; et, une fois qu'il a pénétré dans leur domicile, il s'imprègne le plus possible de l'arome que l'émanation de leur substance a laissé derrière elles. Cet arome, il le sous-

titude de sa relation, il prouve qu'il lui est donné tout à la fois de — *voir les faits*, — de *lire les pensées* — et de *saisir les intentions*.

Ce n'est pas, comme on le suppose chez le chien, seulement par le sens de l'odorat qu'il a été guidé, mais bien en quelque sorte par tous les sens à la fois : car il a vu en même temps que touché et senti ; et, ainsi que je l'ai dit plus haut, bien que mes deux voyageurs aient passé sur la route sans laisser trace apparente de leur ombre là où elle a été projetée, leur image encore vivante, en ce qu'elle est aroma-

trait de tous les objets environnants et usuels ; puis, une fois saturé, il s'élance sur la trace qu'il doit suivre, en recherchant l'identité aromatique.

On me voit souvent chez moi, à l'égard de mes sujets somnambules, en mon cabinet de consultations de la rue du 29 Juillet, n° 7, et l'on voit très-souvent chez lui M. Marcillet endormir son somnambule Alexis, dans l'une ou l'autre pièce de son appartement, le laisser conférer avec les personnes mises en rapport, puis sortir de chez lui pour vaquer à des occupations du dehors. Durant ce temps, et bien que, tout comme moi, M. Marcillet soit absent de chez lui, son somnambule et les miens ne laissent pas que de manifester la plénitude de leur intelligence ; car ils soutirent de tous les meubles environnants et ils soutireraient même des parois des murs de l'appartement l'arome fluidique qui leur est indispensable pour se maintenir dans cet état de somnambulisme où ils trouvent la lucidité.

tisée de leur essence, est cependant mieux retracée à l'esprit investigateur du sujet somnambule, partout où ils ont passé, qu'elle ne pourrait l'être pour nous par la feuille métallique soumise au daguerréotype : car le somnambule, lui, perçoit jusqu'aux différentes teintes des objets et des localités.

Et maintenant, si je veux raisonner par induction, je me reporte à l'extrême dilatation du fluide lumineux ; et je vois que, nonobstant cette dilatation infinie, le daguerréotype nous offre le moyen de lui soustraire une partie de sa substance propre, en la *localisant* sur la feuille métallique, ce qui nécessairement concourt à prouver son *essence matérielle*. Que si la lumière, dont le fluide est d'une élasticité si subtile, peut être saisie et fixée, à bien plus forte raison notre substance charnelle, alors même que nous la fluidifions, est-elle susceptible encore de demeurer et de pouvoir être reconnue par le double sens de l'odorat et de la vue si développé du sujet somnambule.

Une minute a suffi pour permettre d'éterniser en quelque sorte notre image sur la feuille métallique : une demi-minute eût donné la reproduction moins complète, et ainsi de suite de moins en moins. Mais alors que nous réduisons les termes de telle sorte que la feuille métallique ne retrace plus rien à nos yeux, nous ne devons cependant pas en inférer que cette feuille ne comporte *absolument* aucune trace de notre présence, mais seulement nous sommes conduits à dire qu'elle ne comporte aucune trace visible pour nous.

Il en est de même des traces que nous laissons sur notre passage dans tous les lieux que nous parcourons ; radiant continuellement notre substance qui se fluidifie sans cesse de plus en plus, et cette substance étant d'ailleurs à l'état d'émission fluide (1), d'une élasticité fluidique infiniment moins étendue que celle que comporte la lumière, cette substance, quoique insaisissable à nos sens, ne l'est pas à des sens qui, plus affinés, savent encore, du moment que déjà même elle a sensiblement perdu de sa plasticité, en saisir l'arome dont se trouvent imprégnés l'air et les objets qui nous ont environnés ; et cela aussi bien comme l'odeur que portent en eux les vêtements, les siéges et les matelas dont nous avons fait usage il y a six mois, constatent encore notre présence pour notre chien qui se trouve ramené fortuitement à notre habitation de campagne.

Je me suis vu habiter, six mois durant, une mai-

---

(1) Je dis d'émission *purement fluide*, évitant, à dessein, de dire *fluide éthéré*, qui est, on le conçoit, l'état immensément plus expandu.

19

son de campagne que je venais d'acheter et revenir à Paris en décembre ; en mai suivant, ma femme et mon fils s'y rendirent et emmenèrent un chien que j'avais depuis plusieurs années à Paris et qui n'était jamais allé à cette maison. Lorsqu'il y entra, il flaira le sol et les meubles et se mit à gratter un divan sur lequel j'avais l'habitude de m'étendre de longues heures, comme s'il eût dû me retrouver ou me déterrer en le grattant. Ma femme, voulant s'en amuser, lui fit flairer tour à tour mes hardes et mes chaussures, et c'était chaque fois des aboiements et des transports indicibles : le pauvre animal certainement me sentait, me voyait peut-être ; il ne lui manquait sans doute que de m'entendre répondre *de voce* à ses démonstrations et d'être caressé par moi.

Ce serait cependant une erreur grave que de croire les somnambules infaillibles, tandis qu'au contraire ils font fréquemment fausse route. Pour éviter qu'un somnambule ne s'égare, il faut non-seulement qu'une sympathie profonde le relie à la personne qui l'interroge, mais encore qu'elle arrive à lui, autant que possible, contrite et recueillie, pourvue d'un désir sincère et non d'un désir excessivement ardent d'être renseignée relativement à l'objet de sa démarche, surtout si déjà elle s'est fatalement arrêtée à des idées préconçues ; lesquelles

idées, radiées continuellement et radiées fortement
par elle, à son insu même, influenceront le somnambule et nuiront à sa perspicacité (1), ce qui

(1) Bien des gens se rendent à des séances publiques de
magnétisme pour juger par rapport direct de la réalité des
phénomènes du somnambulisme. Tout en sachant combien
ces séances sont précieuses pour la propagation et les progrès
du magnétisme, je suis forcé de reconnaître qu'il est impossible qu'en de telles séances un somnambule, quelque lucide
qu'il soit, se montre dans le *summum* de sa lucidité, et cela
par la raison toute simple que chacun des assistants ayant
un désir différent, en raison de sa préoccupation différente,
et le somnambule étant dans tous, il éprouve quelquefois plus
de sympathie et par conséquent peut se sentir plus facilement
attiré vers celui-là même qui, à l'extrémité d'un salon, hésite
à l'interroger que vers celui qui, quoique près de lui, le touche et l'accable de questions.

Le somnambule qui se prête aux inconvénients de la séance
publique ressemble à l'homme qui, interrogé sur différentes
choses par cent personnes à la fois, serait tenu de prêter en
même temps l'oreille à toutes et de répondre judicieusement
à chacune; rarement cet homme donnerait réponse satisfai-
sante, et, quelque grande, quelque notoire que fût sa réputation d'esprit, ce n'est pas sur un tel théâtre qu'il en pourrait
fournir la preuve. Cependant, de la part de l'un comme de
celle de l'autre, certains jets suffiraient à certains assistants
pour qu'ils sortissent convaincus du mérite tant vanté, et l'in-
timité du cabinet et de la conférence particulière augmente-
rait les convictions : aussi, les somnambules, moins tiraillés,
moins détraqués dans la consultation particulière, où toute

pourra avoir pour effet immédiat de lui ouvrir le champ des conjectures, parce qu'il ne pourra plus voir juste, et le fera tomber dans les divagations, car, en lui-même, il tiendra souvent à honneur de répondre tant bien que mal si on veut absolument qu'il réponde. Il faut aussi se montrer confiant envers lui et le traiter affectueusement, sans oublier que, puisqu'il reçoit l'impression de toutes nos pensées, la connaissance de celles qui pourraient être pour lui désagréables ou blessantes provoqueraient sa répulsion à notre égard.

leur puissance lucide est appelée sur un seul point, font-ils toujours preuve, *quand ils ne sont pas fatigués par les consultations précédentes*, d'une bien plus grande lucidité que dans les séances publiques.

De là il résulte que, pour tout homme sérieux et désireux de définir le somnambulisme, une séance publique ne doit être considérée que comme un préliminaire.

MÉDITATION.

DE L'ÉGOÏSME.

Le vice le plus odieux entre tous, celui-là où tous les autres prennent leur source, est sans contredit l'égoïsme !

La loi de Moïse fut favorable au pauvre, le Christ prêcha la fraternité, et Mahomet fit de l'aumône une loi. Hélas ! aujourd'hui, le vice de l'égoïsme a-t-il tellement grandi qu'il faille attendre un nouveau Messie pour proposer aux hommes de flétrir du sceau de la réprobation quiconque est égoïste ?...

Quant à moi, je me sens enclin à excuser tous les vices, hormis celui-là, le pire de tous, qui les engendre tous.

19.

CHAPITRE XII.

DE LA LIMITATION EXTENSIBLE ET PERCEPTIBLE DES SOMNAMBULES.

Lorsque je commençai à m'occuper des effets résultant du magnétisme, j'entendis fréquemment certain maître très-renommé et ayant une longue pratique de cette science avancer qu'il n'était pas de limite possible pour les perceptions des somnambules. Ce prince de l'art, qui, *bien que ne l'ayant jamais exprimé avant moi*, avait peut-être préconçu l'opinion qu'il m'a été donné de publier depuis, en inférait sans doute que Dieu étant la substance universelle (1), et la substance universelle étant tout à la fois lumière, chaleur et intelligence; la lumière étant partout et cette lumière, œil de Dieu, étant répandue sur toutes choses que Dieu voit toutes à

---

(1) Août 1847. *Explication du phénomène de seconde vue et de soustraction de pensée dont jouissent les somnambules.* Albert frères, éditeurs, rue Louvois, 2.

la fois, il suffisait de tendre à se fusionner en Dieu par la fluidification de la matière pour jouir de cet avantage d'omnivoyance inhérent à Dieu.

Effectivement, je comprends que, s'il était donné à l'homme de pouvoir se fluidifier, en tant qu'il reste homme en corps et en intelligence, à l'unisson absolu de l'éthérisation la plus subtile de la substance universelle ; se fusionnant ainsi en Dieu, se rendant identique à Dieu et plaçant de la sorte son œil dans l'œil de Dieu, si je puis m'exprimer ainsi, je comprends qu'il jouirait de l'omnivoyance instantanée aussitôt qu'il atteindrait cet état : il en serait du somnambule en pareil cas comme de l'homme qui, en état de veille, mettant la tête à une fenêtre d'où l'on découvrirait une plaine très-étendue, apercevrait toute la plaine parce qu'il se serait placé à cette fenêtre, bien que, pour apercevoir complétement la plaine en question, il n'eût pas besoin d'avoir les yeux aussi grands que la fenêtre ; il en serait de lui encore comme de l'homme qui, se piquant l'extrémité du doigt, ressent aussitôt la douleur dans toute l'étendue de son corps, bien qu'il ait à peine déchiré son épiderme. Mais il s'en faut de beaucoup que l'homme mis en somnambulisme, et qui à tout instant est prêt à revenir à un état plus matériel encore, se fluidifie à l'unisson de l'élasticité du fluide universel corrélatif de l'omnivoyance ; et je

n'en veux pour preuve que l'absence même de clair-
voyance relative aux objets qui environnent les
somnambules, alors que leur intelligence s'absorbe
de plus en plus dans leurs investigations à distance.

Loin donc qu'ils puissent, ainsi que Dieu et la
lumière, embrasser l'universalité des choses, les
somnambules se placent et s'absorbent, comme tout
homme en état de veille, dans le seul point qui les
intéresse, et ce n'est que lorsqu'ils sont distraits,
toujours en cela semblables à l'homme en état de
veille ; ce n'est, dis-je, que lorsqu'ils sont distraits
qu'ils passent facilement de la préoccupation d'une
chose à une autre et peuvent paraître susceptibles
d'en résoudre plusieurs à la fois : mais, dans ce cas,
leurs réponses se ressentent toujours de leurs distractions et ont rarement plus de précision que
celles que la plupart du temps ils rendent en séance
publique, alors qu'ils sont impressionnés, tiraillés
et contrariés par les différentes influences radiées
sur eux.

Certes, s'il leur était donné de s'immiscer en Dieu
et de jouir de l'omnivoyance, il leur serait aussi
bien donné, Dieu étant intelligence suprême, de
jouir de l'omniscience, etc., etc. (1), car *toutes* leurs

(1) Je me demande aujourd'hui comment l'homme si rempli de mérite qui faisait entendre un tel langage ne réflé-

facultés s'étendent à la fois en l'état de somnambulisme : dès lors, rien ne leur serait plus facile que de répondre avec justesse à toutes les différentes questions qui souvent leur sont adressées dans le même moment, et aucune influence ne pourrait les atteindre au point de les perturber et de les faire tomber dans les divagations qui résultent assez fréquemment des différentes radiations qui, comme je l'ai dit, se produisent et les troublent durant des séances publiques.

On a dit avec raison que l'homme était un microcosme ou résumé concret de tout ce qui est ; effectivement, l'homme participe de l'universalité

chissait pas que, du moment que les somnambules, se fluidifiant à l'unisson du *summum* d'élasticité de la substance universelle, se seraient par leur déconcrétion absolue immiscés en Dieu et incorporés à Dieu, ne fût-ce que pendant la durée de leur état de somnambulisme ; comment ne réfléchissait-il pas que ces somnambules seraient devenus dieux eux-mêmes en tant que leur incorporation aurait durée [1] ? Il me semble, à moi, que, s'il arrivait jamais à un somnambule de pénétrer Dieu, ne fût-ce que par le bout de la manche, ce somnambule, aussitôt qu'il serait en Dieu, jouirait instantanément de toutes les qualités qui sont en Dieu, qu'il possède toutes à la fois et qui sont inséparables les unes des autres.

[1] Dans mon ouvrage de 1852, intitulé : *Guide des incrédules*, j'ai produit un chapitre ayant pour titre : *Destinées humaines*.

des choses et se fusionne continuellement en elles
par voie d'émanation. Il reçoit l'impression de la
lumière et de la chaleur dans des rapports en harmonie avec les besoins de sa nature, et ses différents sens appètent toutes les choses existantes,
esquelles, ayant été créées pour lui, viennent à lui
par voie d'appétence innée. C'est ainsi qu'il se
trouve constitué par le fait même d'une absorption
et d'une assimilation continuelles; mais, dès lors que
l'homme veut, par la pensée, remonter à son origine, et, par conséquent, revenant sur ses pas, connaître la voie qu'il a descendue et durant le parcours de laquelle il s'est assimilé toutes choses, il
faut qu'il retourne à son état natif, c'est-à-dire à son
état fluidique universalisé ; car, si toutes choses
créées pour lui viennent à lui, il lui faut, pour se
connaître originellement, retourner dans toutes choses, et c'est ainsi que, généré par l'esprit inhérent à
la lumière, il faut qu'il spiritualise sa substance et
l'universalise.

Du moment qu'a lieu cette expansion de lui-
même, le somnambule arrive à se mieux connaître,
et jouit à l'égard de toutes choses d'un tact d'appréciation plus complet, plus étendu que dans l'état de
veille ; mais cependant, quelle que puisse être la fluidité de sa substance expandue, le somnambule ne
peut embrasser l'universalité des choses et les con-

naître toutes. Il ne saurait assurément en arriver là en tant que sa substance émanant de sa corporéité concrète, *et lui étant encore adhérente*, est susceptible de lui faire retour, et qu'en outre cette substance, émanant de l'état concret, se ressent toujours, en tant que la vitalité ne s'est pas retirée du corps, d'un état de concrétion en rapport avec la matière dont elle s'échappe.

Ce n'est qu'après la destruction du corps que, revenant à sa fluidité primitive dans toute sa puissance expansive, le somnambule peut se fusionner dans l'universalité et se retrouver dans tout en même temps que connaître tout : l'on conçoit facilement que, se trouvant alors complétement dégagé de la matière, il ne participe plus que de l'esprit.

Lorsque le somnambule, livré à ses seules impressions, est sollicité de rendre compte de ce qu'il aperçoit *autour de lui*, aussi loin qu'il puisse apercevoir en s'épanouissant *en tous sens* dans l'espace, on voit de suite que son horizon, quoique considérablement étendu, a cependant ses limites obligées ; mais ces limites sont moins saisissables toutes les fois que le sujet est dirigé d'une façon absolue vers un point déterminé. L'opacité des corps n'existant pas pour lui, et ne pouvant par conséquent lui opposer aucune résistance, le somnambule se transporte en un instant tout d'un jet et par voie d'analogie de la puissance électrique vers le point déterminé, lequel, se trouvant souvent fort éloigné, peut, relativement à nos habitudes de l'état de veille, nous étonner profondément par l'idée de la distance franchie ; cependant la distance n'est plus rien lorsque la pensée se reporte à toutes ces constellations que nous apercevons à des milliers de lieues en portant les yeux vers le ciel, et si nous considérons surtout que les distances n'existent réellement pas dans l'immensité.

Néanmoins, ce n'est qu'après avoir atteint le théâtre des investigations auxquelles il doit se livrer que le somnambule commence en quelque sorte à dépenser sa substance fluide, calorique et intelligente, laquelle, ayant pour conducteur son sillon électrique qui le rattache au lieu même, va lui permettre de suivre et saisir ce qu'il cherche.

C'est donc une erreur de croire que le moins puisse constamment générer le plus, et que le somnambule, dont les facultés sont excessivement développées en son état de somnambulisme, puisse en outre les développer hors de toutes limites ; cela, je le répète, lui est impossible en tant que le fluide émis par lui en raison de la propulsion magnétique doit tendre en se repliant sur lui-même à le ramener à son état de veille, et ses perceptions ne peuvent devenir illimitées qu'après que la vie s'est détachée du corps. Dès cet instant, ce n'est plus avec nous qu'il confère, et, en tant qu'il jouissait de la vie terrestre, son déploiement était simplement en rapport avec ce qui pouvait émaner de sa capacité physique ; aussi bien comme, *mais sans mesure précise de distance*, il ne lui permettait de s'immiscer que dans les choses purement terrestres, rivé qu'il est à la matière dont son fluide électrique a qualité pour pénétrer les entrailles et raser la périphérie.

MÉDITATION.

INDULGENCE.

Il faut juger avec indulgence les erreurs des sou-
verains et des prêtres. Il faut **comprendre qu'ils**
sont nés hommes et qu'ils ne sont qu'hommes.
Que, s'ils occupent des fonctions créées pour eux
par leurs semblables, ils n'ont pu, en les acceptant,
dépouiller, afin de les mieux remplir, tous les vices
inhérents à notre commune nature. *Pulvis sunt, et in
pulverem reverterunt!*

CHAPITRE XIII.

DU DON DES LANGUES ET DES SOMNAMBULES LUCIDES.

La vérité, quelles que soient les splendeurs de lumière dont, à l'égard des effets dérivant du magnétisme, elle doive un jour inonder le monde, la vérité marche presque toujours accompagnée de l'erreur, qui s'attache à ses pas et parfois la devance en lui empruntant momentanément son allure. C'est pour elle une triste compagne dont elle est souvent contrainte à subir longtemps la présence, et qui l'oblige à ralentir sa marche ; mais elle finit invariablement, à force de persévérance à suivre le droit chemin, par lasser l'erreur, qui, de sa nature, est inconstante et vagabonde.

Certains hommes ont avancé et répètent chaque jour que les somnambules magnétiques possèdent par intuition le don des langues ; mais, de même que qui veut trop prouver ne prouve rien, ceux-là qui, pour défendre un principe, exagèrent le mérite de ses conséquences, nuisent infailliblement, auprès des hommes sérieux, à l'examen même de la cause qu'ils veulent défendre et qu'ils voudraient voir embrasser. Aussi, relativement à ce prétendu don des langues, nous nous hâterons de dire que de deux choses l'une : ou de telles divagations sont débitées sérieusement devant des gens sensés qui n'y croient pas par des gens stupides qui y croient de bonne foi ; ou bien ce sont des gens sensés qui, sans y croire, les débitent inconsidérément devant certains pauvres d'esprit auxquels ils veulent en imposer.

Généralement l'individu mis en somnambulisme se fait honneur de la véracité et s'exprime comme le faisait un jour Alexis, qui, chez la reine Christine, s'adressait au duc de Montpensier. « Prince, lui disait-il, vous êtes surpris de ce que, les yeux fermés, je lis, sans l'ouvrir et à travers la couverture, les pages au milieu du livre que je tiens entre mes mains ; eh bien ! faisons autre chose : veuillez vous rendre à la bibliothèque de Sa Majesté, et là, prenez un livre, n'importe lequel, fût-il même écrit en langue étrangère. — Je n'en sais aucune. — Mais, du moment *que vous en connaîtrez la langue* et que vous en aurez lu quelques lignes, cela suffira pour que, revenant vers moi, je puisse vous dire et vous réciter le passage que vous aurez lu. »

Le duc se rendit effectivement à la bibliothèque,

ouvrit un volume de Walter Scott, écrit en anglais, lut quelques lignes en cette langue, qu'il devait être en état de traduire mentalement, et revint vers Alexis, qui l'émerveilla en lui répétant ce qu'il venait de lire, lui duc de Montpensier. Ici, chacun comprend qu'il n'y a rien de plus qu'une simple assimilation de pensée, et non pas la connaissance intuitive de la langue, car, si le somnambule jouissait de ce dernier avantage, rien ne lui serait plus facile que d'engager en toutes langues des conversations par demandes et réponses, ce qu'il ne fait jamais.

Un autre jour, un individu, Français d'origine, présente à un somnambule un papier sous enveloppe, sur lequel il avait tracé des caractères arabes ; le somnambule, muni d'un crayon, retrace sur une feuille blanche, qu'il a devant lui, et prononce en même temps les mots arabes, en ajoutant que leur signification est celle-ci : « Dieu est grand et sa miséricorde est infinie. » La personne qui avait tracé les caractères brise son cachet, montre aux assistants la conformité des caractères retracés par le somnambule, et confirme le sens donné.

A quelque temps de là, un assistant remet un pli dont il se trouvait muni, et à l'intérieur duquel avaient été tracés plusieurs mots en hindoustan, *ce dont on l'avait informé ;* le somnambule procède selon sa coutume en retraçant les signes comme pour

20.

prouver qu'il les voit parfaitement, mais l'interlocuteur ne peut cependant affirmer l'identité de res-
semblance que le somnambule accuse en ajoutant
que les caractères tracés sont en hindoustan, ce
qu'on lui répond être vrai, tout en l'invitant à en
indiquer le sens.

« Le sens ! répond le somnambule ; mais vous ne
le savez pas vous-même, *comment voulez-vous alors
que je le sache ?* » En effet, cet assistant tenait d'une
personne du dehors le pli qu'il avait présenté, et n'é-
tait, quant à lui, nullement initié à la connaissance
de l'hindoustan, non plus qu'au sens des mots tracés.

Ceci se passait en séance publique, et, comme
l'hindoustan est peu étudié chez nous, il s'est trouvé
que personne dans le salon du magnétiseur ne put
fournir la traduction des signes tracés. L'appréciation de ce fait aurait pu être différente pour certaines personnes, si par hasard il s'était trouvé près
le somnambule quelqu'un qui, initié à cette langue,
eût fait mentalement la traduction des signes au fur
et à mesure que le somnambule les retraçait : le
somnambule se serait mis de lui-même en rapport
avec elle, aurait saisi sa pensée, et eût dès lors
fourni à son interlocuteur ébahi la traduction des
mots écrits qu'il n'était pas en état de comprendre.

Il ressort suffisamment que *la pensée est une* chez
tous les hommes, quelle que soit la langue qu'ils

parlent. Elle est même tout une à l'égard de bien des choses entre les hommes et les autres animaux, car pour eux la nuit et le jour, le soleil et l'ombre, l'eau et le feu, l'herbe et le sable, etc., affectent la pensée de l'idée que ces choses sont comme pour nous, nuit et jour, soleil et ombre, eau et feu, etc.

Je laisse à l'appréciation de chacun les quelques faits mentionnés ci-dessus, et ne crois pas devoir m'étendre davantage sur cette question du don des langues. Je me bornerai à dire en terminant que le somnambule s'assimile incontestablement la pensée, la préoccupation de son interlocuteur ; mais jamais on ne fera qu'un Français ignorant l'allemand obtienne d'un somnambule qui ignorerait également cette langue la traduction de telle ou telle partie d'un livre allemand qu'il lui remettrait aux mains ; jamais on ne fera qu'un somnambule trace des mots en langue russe à un Anglais qui serait aussi étranger que le somnambule lui-même à la connaissance de la langue russe ; mais on pourra faire qu'un Russe parlant la langue russe à un somnambule français qui ne la connaîtrait pas en obtienne des réponses en langue russe, alors que *mentalement* il lui aurait dicté en cette langue les réponses *qu'il voudrait obtenir* : c'est toujours là de l'assimilation de pensée, et c'est ici ou jamais le cas de répéter ce mot charmant de Marcillet, à savoir que :

le magnétisme est le daguerréotype de la pensée.

Que si ceux qui croiront encore, après ce que je viens d'écrire, au don des langues dont jouissent les somnambules veulent se procurer le plaisir de les faire rire à leurs dépens, ils n'ont qu'à les aborder en les priant de leur conjuguer les verbes *j'aime* ou *je hais*, ou tous autres, dans les différentes langues auxquelles ils seront étrangers et dont ignoreront les somnambules à l'état de veille; ils verront avec quelle hilarité leur demande sera accueillie.

Il est néanmoins un fait assez curieux et qui n'est pas hors de propos; c'est celui de l'extrême facilité avec laquelle certains somnambules, *faisant écho*, reproduisent, en quelque langue que ce soit, les mots, les phrases et l'accentuation émises par quiconque leur parle une langue qu'ils ne comprennent pas; mais ceci n'est autre chose qu'une reproduction parfaite des sons produits. C'est un écho, et rien de plus, et celui qui croirait y voir une conversation suivie serait tout à la fois ignorant et dupe. Cet écho n'est autre chose que le renvoi d'un afflux, d'un déversement d'électricité, qui, 1° participant de l'*intentionalité*, et 2° empruntant le mode de l'articulation orale, est venu frapper et a pénétré le sujet sensible qui reproduit les sons émis, tout en n'étant conscient que de l'intonation orale.

MÉDITATION.

DE LA VÉRITÉ.

La vérité..., fi ! l'indécente ! de nos jours encore elle se montre toute nue..., sans respect pour nos bonnes et saintes mœurs... Aussi n'est-elle accueillie que par le plus petit nombre, qui, pour l'honneur du siècle, en est souvent réduit à n'oser avouer l'avoir recueillie.

Le mensonge, au contraire, altier ou patelin, sachant avec art revêtir tous manteaux, hante nos foyers, se rit de nos méprises, et, tout en nous bafouant, sait conquérir des titres à nos empressements.

CHAPITRE XIV.

DE LA NON-IMMATÉRIALITÉ DE DIEU.

Le magnétisme est une vérité qui, en ce moment, tend à se faire jour de plus en plus ; une vérité dont les lueurs deviennent si vives, qu'elles éblouissent les plus aveugles, et que déjà il est permis de dire : « Malheur et honte à qui ne croit pas, honte et malheur surtout à qui *ne veut pas croire...* »

Le magnétisme, pour beaucoup, semble n'être qu'une vérité nouvelle, mais il n'en est pas moins une vérité mère ; une vérité immense et primordiale qui embrasera le monde entier, et changera complétement la face de la majeure partie de nos idées reçues, de nos idées reçues non-seulement en médecine, ceci est la moindre des choses, mais de nos idées reçues quant à la religion, quant aux rapports sociaux, et conséquemment quant à la politique. Le magnétisme, je le dis, je le proclame, dussé-je être seul contre tous, est une vérité désormais incontes-

table qui vient se relier aux grands principes sociaux, et les corroborer en démontrant victorieuse-
ment l'unité, l'indivisibilité, l'homogénéité de la
substance universelle et des êtres qu'elle constitue.

Des hommes ont osé dire, avant moi, que tout
était matière, et aussitôt il fut crié *haro* contre
eux, et l'anathème les frappa ; leur sort ne m'épouvante pas, et, puisant des forces dans une vérité
dont je suis convaincu, je me joins à eux, prêt que
je suis à subir ma part de l'anathème qui les
frappa, s'il ne m'est au contraire donné de les réha-
biliter aux yeux de tous.

Je dis que tout est matière, et, lorsque je dis tout,
je mets Dieu en première ligne ; Dieu, principe de
vie et principe générateur. Est-ce à dire que Dieu
puisse être appréhendé au corps, et que des avanies
puissent lui être infligées comme elles furent infligées à Jésus? Non, certainement, car je ne reconnais à Dieu, tout essence, aucune corporéité charnelle saisissable.

J'ai dit que Dieu remplit l'univers, en ce sens
qu'il est la substance universelle ; j'ai dit que Dieu
était lumière, chaleur, mouvement, intelligence.

L'intelligence est Dieu, et l'intelligence remplit
le monde ; la lumière procède de l'intelligence, et la
lumière, dégageant invariablement la chaleur, se
trouve être corrélative de la chaleur, en sorte que.

prises toutes deux à l'état libre, la chaleur dégage la lumière au même degré que la lumière dégage la chaleur, et c'est de cette radiation continuelle de l'une et de l'autre, et de l'une par l'autre, que naît l'électricité corrélative du mouvement (1); et le mouvement fut et sera de toute éternité, car la lumière et la chaleur sont et furent aussi constamment en principe.

Je ne sais pas comprendre, d'ailleurs, ce que c'est que l'*immatériel*, et ce mot pour moi est *absolument* vide de sens : l'immatériel pour moi est au matériel ce que zéro est à un. Eh bien! prenez un zéro, prenez des centaines de zéros entassés les uns sur les autres, et de zéro vous ne pourrez jamais, quoi que vous fassiez, faire sortir autre chose que zéro. Et cependant vous dites que Dieu, que vous appelez immatériel, a créé le monde; le monde essentiellement matériel! Mais où donc Dieu, qui remplit l'univers, aurait-il pu trouver pour créer le monde l'agent, le principe matériel, qui n'eût point été dans l'universel qu'il remplit, et qui est en lui dans son indivisibilité?... Dieu immatériel n'eût pu faillir à son principe, et, dès lors, nous tous et tou-

(1) Voir en mon dernier ouvrage intitulé, *Guide des incrédules*, le chapitre ayant pour titre : **Du mouvement**, lequel traite de l'origine du mouvement.

tes choses nous serions immatériels ; mais pourquoi donc la démence et l'orgueil nous poussent-ils au mépris de la matière, lorsque la matière est l'œuvre de Dieu?... d'un Dieu qui nous a créés et formés de sa substance, et dans le sein duquel nous retournerons par le fait de la déconcrétion de cette substance, il est vrai, mais sans pouvoir enlever pour cela à la déconcrétion de notre être son principe matériel, qui fut son élément constitutif. Car, de notre matière qui se constitue par voie d'agrégation et d'assimilation, et qui se décompose par voie d'émanation, il en est exactement de même comme de l'eau, qui, bien que changée en vapeur excessivement étendue, n'a point pour cela perdu son principe, et qui, par un effet de condensation, va être ramenée à son état liquide.

Oui ! tout est matière, la matière se déconcrète, et arrive, par sa fluidification, à retourner à son principe premier, qui est la substance universelle ; la substance universelle est Dieu, et toutes choses émanent de la substance universelle, qui constitue les êtres et *tout ce qui est*, en concrétant une partie intégrante d'elle-même et en permettant les agrégations similaires.

De ce que tout ce qui *est* est matière, et de ce que tout ce qui *est* émane de Dieu, il s'ensuit forcément que l'essence divine est une essence maté-

rielle, propre à la formation des êtres et à la formation de tout ce qui *est* : et Dieu étant en principe en
toutes choses, et la substance divine étant inaltérable, il s'ensuit encore que toutes choses sont et
s'expandent en Dieu, rivées infailliblement à ce principe, qui eût commandé de nous faire immatériels
si Dieu eût été lui-même immatériel ; aussi bien
comme il lui commande de nous recevoir d'une façon plus étendue dans son sein lorsque notre substance matérielle s'étend davantage en lui par son
expansion. Mais, quelle que soit notre expansion, et
quelque éthérisés que nous arrivions à être par la
décomposition, nous ne pouvons prétendre à faire
surgir l'immatériel du matériel, et un Dieu immatériel en principe n'aurait pu rien *créer*, car il n'aurait rien pu emprunter à son essence pour *créer*,
tandis qu'en opérant à son gré la concrétion d'une
partie telle quelle de son essence fluidique, il arrive
à constituer, sous telle ou telle forme qu'il lui plaît,
la matière qui procède de lui.

Que si d'ailleurs certains hommes, quelque en-
croûtés qu'ils soient de leurs préjugés religieux,
voulaient être de bonne foi, et perdre un instant le
sentiment de la crainte de peines chimériques pour
avoir essayé de mettre leur intelligence à contribu-
tion, je leur demanderais, me plaçant sur leur terrain, si Dieu, se faisant homme en la personne de

Jésus, n'a pas procédé comme à l'égard de chacun de nous par la concrétion de sa substance divine? Dieu fut homme, et l'homme était Dieu !... Voilà, ce me semble, qui devrait militer suffisamment en faveur de la réhabilitation de la matière.

C'est sous l'influence de la conviction morale la plus complète et la plus austère tout à la fois, que je dis que Dieu lui-même est matière, en ce sens que Dieu est lumière; et c'est parce que Dieu est lumière que Dieu est présent partout, puisque j'ai démontré (1) qu'il n'y avait ténèbres nulle part; c'est, dis-je, parce que Dieu est lumière que Dieu possède l'omniscience et l'omnivoyance.

De cette omniscience et de cette omnivoyance, l'homme en approche d'autant plus qu'il se fond davantage dans l'espace que la lumière remplit, et c'est en raison de cela que le somnambule, par son expansion fluidique, jouit en cet état de perceptions inconnues en l'état de veille. Plus la fluidification augmente, c'est-à-dire plus son état de somnambulisme est profond et complet, plus il s'éloigne par conséquent de l'état de veille, état grossier relativement, et plus le merveilleux de ses perceptions

(1) Publication antérieure d'une part, et récemment mon *Guide des incrédules*, chapitre intitulé : *Vue à travers les corps opaques*.

vient nous surprendre. Ceci suffit, ce me semble, à prouver que l'intelligence jointe à la lumière remplissent l'espace, et que, nous y mêlant d'une façon illimitée par la mort et la décomposition, nous arrivons à réaliser Dieu complétement et à jouir comme lui de l'omniscience et de l'omnivoyance par le fait de la déconcrétion infinie.

Maintenant il me reste à ajouter que je doute fort qu'une fois que, par la déconcrétion illimitée, nous sommes arrivés à réaliser Dieu, je doute fort que nous puissions alors être Dieu tout à la fois par le fait de l'omniscience et de l'omnivoyance, et en plus être hommes par la pensée de notre vie antérieure.

Cela ne se peut en ce sens : que, cessant d'être hommes pour retourner, par la déconcrétion, en Dieu dont nous sommes la substance concrétée, nous nous fusionnons en la collectivité des êtres précédemment épanouis dans l'éther; laquelle collectivité est déjà une en Dieu à l'état de *tous dans un*, par renversement de cet état antérieur de *un dans tous*, qui est l'état de Dieu par rapport à la multiplicité des êtres existants à l'état individuel, et nous ne pouvons être Dieu par les qualités inhérentes à son essence illimitée et demeurer hommes par le souvenir de notre vie animalisée; car, s'il en était ainsi, nous serions, en retournant en Dieu, plus que ne peut être Dieu lui-même; nous serions Dieu plus hommes! Nous serions Dieu par l'attribution de ses qualités en même temps qu'hommes par le souvenir d'avoir été hommes en l'état d'individus; souvenir qui, *une fois que nous sommes en Dieu*, devient celui de la collectivité fondue en son Dieu et ne peut plus être celui de chaque individualité prise séparément, bien que créés par Dieu et étant en lui comme lui en nous...; par le souvenir de nos bonnes comme de nos mauvaises actions, dont, pour essayer de rendre Dieu solidaire, il faudrait entrer dans une série d'idées en dehors de mon sujet, qui est le magnétisme.

Ceci dit, ces dernières lignes fixeront l'attention, et, pour tailler et polir cette pierre brute que je dépose sur le sol, le temps appellera des ouvriers habiles... Maintenant je vais tendre à envisager l'âme sous un aspect différent de celui sous lequel on la conçoit, et j'en ferai l'objet du chapitre suivant.

Ce chapitre est incomplet, et lorsque je lui donnai ce titre : *De la non-immatérialité de Dieu*, je pensais pouvoir traiter cette question à fond; mais, durant l'impression de ce faible volume, j'ai plus d'une fois accepté le contrôle tout bienveillant de mon éditeur et de mon imprimeur; la profonde estime que je professe à leur égard me faisait une loi de l'accepter.

21.

MÉDITATION.

DE LA BONTÉ DE DIEU.

C'est à tort que la religion catholique crie au peuple que ce monde n'est qu'une vallée de larmes, une terre d'expiation d'une faute imaginaire !

L'homme est né pour les jouissances et les satisfactions, et c'est pour lui, c'est pour qu'il en prenne possession complète, que Dieu a créé le monde et tout ce qu'il renferme.

La jouissance et la satisfaction accroissent chez l'homme la puissance de vitalité, tandis que le jeûne et les macérations l'appauvrissent. De privations en privations, de macérations en macérations, l'homme provoque plus ou moins lentement, mais il provoque infailliblement, l'amoindrissement de son être, et ce n'est pas pour qu'il s'amoindrisse par les macérations que Dieu a créé l'homme, son plus bel ouvrage !

Oui ! les jouissances sont faites pour l'homme, et l'homme dans sa nature veut tout connaître et jouir de toutes choses ; mais c'est avec mesure qu'il en doit jouir, car les jouissances pour lui ne doivent pas dépasser la *satis-faction*, et, pour le guider, Dieu lui a donné la raison.

Que, s'il s'écarte de la voie de raison, Dieu lui parle aussitôt ou le touche, afin de l'y ramener, et le sentiment de sa conscience qui lui reproche ses excès, ou le mal physique qu'il ressent toutes les fois qu'il place son être dans la désharmonie, lui indiquent suffisamment qu'il est hors de la voie de sagesse et qu'il faut qu'il y rentre.

C'est donc pour l'homme que Dieu a créé les jouissances en ce monde, et il les a certainement créées dans des proportions mesurées pour tous, en même temps qu'il en a mis l'appétit dans tous les cœurs, le pauvre devant y participer aussi bien que le riche.

CHAPITRE XV.

QU'EST-CE QUE L'AME ?

Sommeil, État de veille, Somnambulisme, Extase :
La somme d'intelligence s'accroît,
chez l'homme, en raison directe de la
fluidification de sa substance matérielle à travers les organes cérébraux,
et il perd d'autant plus le sentiment
du moi charnel qu'il lui arrive de se
mêler davantage à l'immensité.
L'AUTEUR.

Évidemment il y a deux choses en nous : substance matérielle susceptible d'être fluidifiée, et
substance matérielle fluidifiée; ou mieux : substance
fluide matérialisée, et substance matérielle réalisant
sans cesse l'état fluide, et l'univers est rempli par
l'élément constitutif de ces deux modes dérivant
continuellement l'un de l'autre, en raison de la loi
d'assimilation et d'émanation commune à tous et à
toutes choses.

Par substance matérielle, j'entends le corps dans son état insensible et formé de molécules conformes; par substance fluide, j'entends cette même substance dont le corps est formé, mais convertie successivement en chyle et en liqueur séminale comportant notre type en son essence subtile, parce que toutes les parties de notre être ont concouru à cette transformation, et spiritualisée enfin par l'élaboration permanente de l'encéphale; laquelle substance, spiritualisée, s'éthérise et se dégage sans cesse de la matière charnelle, animée par l'action du fluide universel qui porte en elle, par le fait de son immixtion, le mouvement et la sensibilité, dont autrement la matière resterait dépourvue.

Que l'on donne à ce fluide ou substance universelle la dénomination de fluide, air ou toute autre, pour moi, cette substance inhérente et inséparable de la lumière, et d'où naît pour nous le sentiment, est en rapport continuel avec la matière, tantôt pour l'accroître, tantôt pour la dissoudre.

C'est de la condensation de la substance universelle que naît la matière dont se forme et se développe notre corps, par suite du fait d'absorption et d'assimilation continuel de la substance, et c'est de la spiritualisation de la matière tourmentée par le mouvement que naît en nous cette intelligence que nous décorons du nom d'âme; mais, dès l'instant que la substance universelle s'*incarne* moins facilement en nous, nous languissons de plus en plus jusqu'au moment où, se retirant ensuite par degrés, la matière et l'intelligence s'affaissent ensemble.

Après avoir été rempli lentement, le vase se vide par les pores ; les molécules qui nous avaient constitués se séparent et se fluidifient de nouveau, l'âme, déjà expandue, aussi bien que la matière entrant en dissolution, retournant toutes deux à leur état antérieur de substance universelle.

Mais c'est surtout à l'aide de l'étude du magnétisme que l'homme, si souvent induit en erreur à l'égard de ce qu'il qualifie d'âme, est appelé désormais à asseoir et fixer ses idées. Ainsi, lorsque, étant dans l'état de somnambulisme, nous fluidifions, à l'unisson de l'élasticité du fluide calorique extérieur, notre propre substance déjà spiritualisée dans notre cerveau, elle est susceptible de s'étendre à des distances immenses et de pénétrer tous les corps, en emportant avec elle l'empreinte de notre intelligence ; nul doute que si, dans un moment pareil, et tandis que ce fluide expandu est adhérent à nous, notre vie venait à être tranchée tout d'un coup, ce fluide émis conservât quelque temps encore cette intelligence qui nous était particulière et qui avait été propulsée avec lui ; mais ce même fluide, dégagé désormais de notre lien charnel, et ne pouvant, entraîné qu'il serait dans le mouvement général, faire retour à nous pour retremper au centre de notre mouvement de vitalité l'intelligence qu'il comporte, s'étendrait à chaque instant davantage en se mêlant à tout l'élément fluidique remplissant le monde, et il perdrait insensiblement le sentiment du moi antérieur à mesure qu'il s'universaliserait davantage (1).

De même ceux qui meurent peuvent bien se survivre plus ou moins longtemps à eux-mêmes, par

---

(1) L'individu mis simplement en somnambulisme porte encore en lui le sentiment du moi charnel, mais plus il approche de l'état d'extase et plus ce sentiment diminue; cela est si vrai, qu'une fois en extase l'idée, le soupçon de sa corporéité, se trouvent entièrement effacés de sa pensée. Il est alors, pour ainsi dire, tout esprit, et son corps peut supporter sans qu'il en témoigne aucune sensation tout ce qui, dans une autre situation, serait affreuse torture.

Il a cessé d'être conscient *de son individualité charnelle* en ce sens que, son esprit se fluidifiant de plus en plus et acquérant à tout instant une somme plus grande d'élasticité qui lui permet de se mêler d'autant plus à l'élément universel, dans la mesure de cette élasticité expansive qu'il acquiert, il est partout, il sent toutes choses et les voit. Sa matière, dont il est presque entièrement dégagé, n'est plus rien pour lui, il est insensible à tout ce qui peut lui advenir et il perd certainement le souvenir et jusqu'au moindre sentiment de l'existence de cette matière; en même temps, il semble que tende à s'affaiblir de plus en plus le souvenir de ses actes en suite de l'intelligence inhérente au fluide calorique et lumineux qui s'est retiré d'eux; mais, à mesure que l'élasticité de ce fluide augmente et qu'il se confond avec le fluide universel, le sentiment de leur *moi* disparaît en même temps que la conscience de leur état antérieur, et il se trouve ainsi absorbé dans l'élément infini qui tend à régénérer tout ce qui existe. Au reste, ce sentiment du *moi* que l'on dit ne devoir jamais s'effacer après la mort, nous ne l'avons même pas constamment durant la vie; c'est ainsi que, le plus souvent, il nous est étranger durant le sommeil, mais il nous l'est bien plus complétement encore durant la syncope et l'évanouissement, à mesure que diminuent chez nous les mouvements organiques tendant à l'absorption et à l'émanation, en même temps que toute chaleur semble se retirer de nous.

Bien plus, la raison nous dit que cette âme con-

tant que l'esprit était esclave de la matière dont il vient de s'affranchir.

Enfin, la conscience de son passé paraît s'affaiblir en lui, pour faire place à celle de son état présent; état durant lequel il se déconcrète de plus en plus pour, d'homme qu'il était en corps et en intelligence, tendre à se fusionner en Dieu par voie d'harmonie fluidique avec la substance universelle; et c'est ainsi encore que, conduit successivement à réaliser Dieu après la mort, il ne peut se souvenir *éternellement* d'avoir été homme.

sciente, qui *individuellement* dirait *moi* dans le sein
de Dieu, ne pourrait faire autrement que de gêner Dieu. L'âme participe certainement de Dieu,
mais elle doit perdre le sentiment du *moi* antérieur et charnel en rentrant en Dieu par le fait de
son épanouissement illimité, sinon je la comparerais
à l'animalcule logé dans les entrailles de l'homme
et formé de la substance même de l'homme. Quelques centaines de ces animalcules dans le corps de
l'homme peuvent ne pas le gêner, mais quelques
milliers pourraient l'incommoder fortement, et quelques millions l'anéantiraient. La multiplicité des
âmes en Dieu, pouvant chacune dire *moi*, envahi-
raient Dieu et l'absorberaient à la longue. Il me semble aussi que je vois un vaste marais, mais envahi
par tant et tant de grenouilles, nées successivement
et ayant chacune leur coax, que déjà elles ne peuvent plus nager ni se mouvoir tant elles ont rempli
ce marais par leur accroissement. Finalement, si le
moi existe après la mort, ce *moi* est quelque chose
et il tient sa place ; toute idée, toute pensée, tout
sentiment, est le résultat d'une concrétion de la
substance universelle se déconcrétant elle-même
sous l'influence d'une incitation (1). Chacun sait

(1) Toute pensée naissante est relativement dans un état
quasi concret et se déconcrète d'autant plus qu'elle se déve-

22

d'ailleurs que la substance universelle, bien que partout identique à elle-même, ne donne pas partout les mêmes résultats pondérables et saisissables à l'analyse ; c'est ainsi que plus nous nous élevons dans l'espace et moins l'air respirable est concret, tout ce qui vit en notre planète tendant à le concréter en elle et autour d'elle.

Je comprends cependant que des hommes dans la maturité de l'âge, et le cœur rempli d'affections, aient besoin de croire que tout ne sera pas éteint en eux lorsqu'ils abandonneront ce monde ; ils ont pu mesurer la force, la puissance de leur intelligence, et ne peuvent se soumettre à l'idée qu'elle ne comportera pas toujours le souvenir de leurs travaux et de leurs affections ; mais ces hommes qui rêvent la perpétuité de leur âme doivent nécessairement en accorder une aux adultes et même aux enfants : et à quoi, je le demande, peut tendre la perpétuité de l'âme d'un enfant de six mois ou d'un an ? Il est

loppe davantage. Or, toute pensée dérivant de la fluidification de la matière, et se trouvant par conséquent reliée à la matière, est toujours dans un état de concrétion plus ou moins épanouie et porte en elle le sentiment de l'être charnel ; mais à mesure que la matière spiritualisée qui l'a produite se fluidifie davantage, le sentiment de l'ÊTRE s'affaiblit d'autant plus et va le plus souvent jusqu'à l'entier oubli de la pensée même qui a pu nous préoccuper.

certes plus raisonnable de s'affermir dans cette opinion : qu'un peu plus tôt, un peu plus tard, toute émanation intelligente qui a survécu à l'animation de la matière rentre dans la fusion générale par suite du mouvement universel et continu (1).

Et, en admettant un instant que nous eussions une âme immortelle, ce qui équivaut à dire ineffaçable, inaltérable, nous serions conduits, en raison des éléments constitutifs de notre être, éléments dont il participe en tant que la vie ne s'est pas retirée de lui, et dont participent toutes choses autour de nous ; nous

(1) Aussitôt que la vie sensible s'est retirée de la matière, **tout sentiment exclusif** tend à disparaître de plus en plus, et ainsi s'efface à la longue le sentiment du moi antérieur et charnel, celui de la caste, celui de la famille ; car alors, par l'épanouissement, chaque jour plus illimité, l'homme se mêle à tout, se sent dans tous et dans toutes choses, et aime également tous les êtres sans abstraction aucune.

Au lieu du dogme d'égalité et de fraternité qu'il doit tendre sans cesse à réaliser sur la terre, il réalise dans son nouvel état le dogme plus sublime encore de l'amour universel. L'intelligence qu'il déployait tandis qu'il n'était qu'homme est devenue bien trop étendue pour pouvoir demeurer confinée dans la limitation que comporte l'exclusive affection des nôtres ; son rôle est bien plus noble qu'il ne l'avait conçu, car, en perdant le sentiment du moi antérieur, il se mêle à toute l'immensité et arrive ainsi à réaliser Dieu, qui est partout, voit tout et aime tout.

serions conduits, dis-je, à accorder une âme analogue
à tout ce qui vit autour de nous, car toutes choses
ne participent-elles pas comme nous de la substance
universelle? Or, qu'est-ce que la substance universelle, si ce n'est Dieu en substance et en intelligence?

Dieu est la substance universelle, et est tout à la
fois lumière, chaleur, mouvement et intelligence.
Ces quatre choses étant corrélatives, et tout ce qui
existe participant certainement à nos yeux de la lumière et de la chaleur, il devient évident qu'ainsi
que nous toutes choses existantes doivent à la fois
participer de l'intelligence, qui est la corrélation de
la lumière, de la chaleur et du mouvement.

Donc, toutes choses sont intelligentes dans la
mesure de leur espèce et conformation, et, si de nous
il reste une âme quelque peu consciente, il doit nécessairement en être de même de toutes choses ayant
puisé aux mêmes sources, et ayant dû leur développement à leur participation en les mêmes éléments
qui nous ont procréés et développés.

Dieu seul subsiste de toute éternité, tout périt et
tout se renouvelle autour de lui.

Dieu est la substance universelle, et Dieu, en formant continuellement des âmes éternelles, tendrait
à s'absorber dans les âmes (1).

(1) L'homme ne pense pas par lui-même et par lui seul, et

Le mouvement seul est coéternel à Dieu, et la nature est variable parce que le mouvement crée et détruit, concrète et fluidifie sans cesse.

ce qu'il appelle son âme intelligente, loin d'être en lui, est bien plus en dehors de lui qu'en lui-même, car il pense seulement par le moyen de sa fusion continuelle en la substance universelle dont il émane, laquelle substance, étant Dieu, se trouve être tout à la fois Intelligence et Lumière. Cette substance universelle se sait et se voit elle-même à l'état fluide aussi bien qu'à l'état concret, et c'est par elle que l'homme, substance universelle concrète, se sait et se mesure lorsque, se déconcrétant par la pensée, il s'identifie avec la substance inconcrète.

L'action de la pensée chez l'homme n'est autre que l'action de la déconcrétion de son être; il ne sait que parce qu'il lui est donné de pouvoir penser ou apprécier, et il ne peut penser ou apprécier sans se déconcréter. Se fluidifiant dès lors par la déconcrétion, il arrive à se savoir soit par réflexion de la substance universelle avec laquelle sa déconcrétion va se fusionner, soit par le fait de son immixtion, de son identification avec la substance universelle inconcrète qui se sait, se voit et comporte *dans son ensemble* l'intelligence de toutes choses..., l'intelligence divine.

L'homme, s'identifiant par la fluidification qu'entraîne la pensée à une partie de la substance universelle, possède une intelligence relative à son immixtion, et celui-là seul est Dieu et jouit de l'omniscience, c'est-à-dire de l'intelligence divine, qui est à lui seul toute la substance universelle. Mais, tandis que l'homme arrive à pouvoir penser par le fait de la déconcrétion de son être, en qui la vie est maintenue par voie d'ab-

22.

Enfin *tout* est dans *tout*, les parties dépendent de l'ensemble ; et les parties, tantôt se concrétant et puis se dissolvant, se réunissent constamment à l'ensemble pour relier *le tout* et maintenir son homogénéité. Sans quoi *le tout* se fractionnant sans cesse, successivement et à l'infini, et chaque partie ayant puissance de se concréter d'une façon *indestructible*, l'élément principal *du tout*, la force de vitalisation dont il dispose, se trouverait à la longue contenu dans l'immense multiplicité des parties créées ; et chaque partie créée devenant *un tout* particulier et *indestructible*, le TOUT *principal* se trouverait dénaturé, absorbé qu'il serait dans ses parties concrétées et indestructibles ; et l'homogénéité, l'harmonie de puissance et de propriétés de l'ensemble cesserait d'être, faute de la fusion continuelle des parties dans l'ensemble.

Que si, pour compléter ma pensée et la rendre plus

sorption et d'assimilation ; tandis que l'homme pense, dis-je, par le fait de la déconcrétion de son être, et surtout lorsqu'il pense fortement, il se trouve soustrait aux influences de la matière, il oublie qu'il est matière, il oublie même l'antériorité pour l'actualité qui l'absorbe, et ne peut envisager dans le même moment le présent et le passé : aussi cet oubli de la matière et de l'antériorité doit-il être complet pour l'homme alors *qu'après la vie la totalité* de sa matière s'est déconcrétée pour se réunir en l'état fluidique à l'élément universel ; lequel élément universel se sait, se voit, s'aime et se contemple partout et sans cesse.

intelligible, il faut choisir un exemple, je formule-
rai ainsi cet exemple : en prenant une quantité quel
conque d'eau de mer, et en la distillant, on obtient
une quantité relative de sel, dont chacun des grains,
jouissant alors d'une puissance d'action qui lui était
inconnue tandis qu'il était étendu dans l'eau, peut
dire *moi* en sentant sa force et sa corporéité. Mais
l'eau qui a produit ces grains de sel n'a certainement plus la même saveur, et ne peut plus rien
produire de semblable; donc, cette vertu procréa-
trice, qui tout à l'heure était en elle, est épuisée,
elle s'est absorbée dans les parties qu'elle a créées,
et elle ne lui sera rendue intégralement qu'autant
que chacune des parties viendra tour à tour et successivement se fondre et s'annihiler complétement
en elle sans conserver le moins du monde le sentiment du *moi* antérieur, car ce sentiment ne peut
dériver que d'une concrétion, que d'une soustraction de force à la masse de l'élément universel au
profit de la concrétion de ce *moi*.

Quelque faibles et peu denses qu'elles soient,
les concrétions n'en retiennent pas moins en elles
les forces dont elles privent l'ensemble, et c'est ainsi
qu'une masse de concrétions éternelles, et en nombre indéfini, épuiseraient dans la substance universelle la substance prolifique dont elle doit demeurer
à jamais pourvue.

Ainsi, en présence de Dieu lui-même, ne pouvant, sans craindre de l'outrager, ne fût-ce que par mon orgueil, admettre que ce qu'il m'a permis de comprendre, je dis que l'âme, pas plus que le corps, n'existant *a priori*, la décomposition du corps par la division des parties amenant sa fluidification, l'âme et le corps retournent à leur état antérieur en s'étendant dans l'espace. Et, bien loin de refuser à l'âme cet épanouissement infini, j'ajoute que la faculté de demeurer *éternellement* à l'état relativement organisé, inaltérable, impérissable, *et ne pouvant même pas être retranchée par Dieu lui-même,* n'est pas plus réservée à ce que nous appelons âme, c'est-à-dire à ce dernier souffle, à ce dernier hoquet invisible, à ce dernier abandon de cette électricité animalisée qui était en nous et en laquelle se résume notre vie terrestre, que semblable chose n'est du domaine de notre dernier soupir.

MÉDITATION.

DES COUPABLES ET DES VICTIMES.

Je n'ai jamais admis qu'il pût y avoir paradis et enfer, et j'ai toujours pensé que c'était sur la terre, au milieu de ses semblables, que l'homme était appelé à réaliser la plus grande somme de bien ou de mal ; à se réjouir de l'un, comme à souffrir de l'autre. La solidarité de toutes choses, bonnes ou mauvaises, existe entre les hommes, et la société entière, par le fait de la solidarité qui la relie à tous ses membres, flétrit ou approuve la conduite d'un seul.

Lorsqu'un horrible crime a été commis, la société tout émue en souffre immédiatement, et dans son auteur, qu'elle maudit, et dans la victime, qu'elle regrette ; mais pourquoi la société ne s'efforce-t-elle pas à s'épurer davantage chaque jour, afin de rendre le crime impossible par le fait d'une éducation morale accomplie, *laquelle doit être fondée sur le désir de la réalisation d'un bien-être égal pour tous?*

Les crimes naissent des principes exclusifs qui sont aujourd'hui encore la règle désharmonique de notre état social : aussi bien cette douleur que chacun éprouve à la nouvelle d'un crime, *c'est la justice de Dieu qui nous avertit, en passant près de nous,* que chacun de nous est exposé, à toute heure, dans sa personne ou dans les siens, à devenir le but d'un crime semblable à celui qui nous révolte.....

Marchons donc, et d'un pas ferme, dans la voie d'épuration, en améliorant d'abord la condition de l'homme, et en cultivant sans cesse son intelligence ; car, en raison de la solidarité qui nous unit, notre bonheur ne peut exister qu'alors que nous réaliserons le bonheur de tous.

CHAPITRE XVI.

DE L'AMOUR UNIVERSEL.

> La haine n'est rien de plus que de l'amour
> en moins.
> Les passions ne sont autre chose que les
> différentes faces de l'amour.

Tout philosophe peut affirmer que l'homme, quelles que soient ses tendances diverses, n'est régi que par un seul sentiment, une seule passion ; ce sentiment, cette passion, c'est de l'amour !... C'est le besoin d'un déversement d'électricité vitalisée et protectrice sur l'être aussi bien que sur la chose qui est l'objet de son amour. Ce sentiment naît avec l'homme et se développe continuellement en lui de telle sorte, que chaque jour il est, à son insu, conduit à aimer davantage, mais il aime invinciblement ; il aime de plus en plus chaque jour durant la vie, et lorsque, par la mort, il se déconcrète pour se fondre en l'élément universel qui est Dieu, son amour pénètre et embrasse l'universel.

Que si un très-jeune enfant, jeté dans une île dé-
serte, pouvait s'y développer quoique s'y trouvant
seul, cet enfant, devenant homme, s'aimerait certainement plus que toutes choses, mais il ne pourrait pas même n'aimer que lui ; car nul doute que,
dans la végétation qui lui servirait d'aliment, il ne
préférât telle plante à telle autre : il préférerait
sans doute aussi l'éclat du soleil à l'obscurité de la
nuit et aspirerait chaque nuit après le retour du
lendemain ; il préférerait telle partie de son île à
telle autre, la chaleur au froid, telle nature d'oiseaux
à telle autre, et tous ces sentiments seraient de
l'amour.

Mais combien ces sentiments d'amour se dévelop-
peraient davantage s'il lui était donné de rencontrer
une compagne susceptible de le comprendre, de lui
rendre tendresse pour tendresse, et de lui présenter
un jour des enfants, fruit de leur mutuel amour.....

Ce n'est pas tout ; voyez combien ce sentiment est
envahissant : ce sauvage se crée une hutte ; c'est son
abri, c'est son palais ; il y dépose des outils qu'il
s'est créés et qui lui sont essentiels, il affectionne
chacun d'eux ; il se construit une barque, il aime à
visiter les rives du voisinage, il aime ces cascades
auprès desquelles il voudrait avoir bâti sa hutte, il
aime ces fleurs, ces plantes d'alentour, différentes
de celles qui croissent dans son île. Enfin, chaque

jour il sent qu'il a quelque chose de plus à aimer en attendant que par l'épanouissement il réalise en l'autre vie l'amour universel.

Et vous autres, hommes civilisés, croyez-vous par hasard être soustraits durant la vie aux aspirations de l'amour universel?... N'aimons-nous pas la famille et les objets qui nous entourent; n'aimons-nous pas la nature, et les arts et les sciences, qui nous offrent chaque jour de nouvelles pages à étudier,... et les plaisirs qui charment nos sens, et dont nous sollicitons le retour?

L'artiste aime déjà autant que chacun de nous, et qui plus est il adore son marbre et son pinceau, et donnerait souvent sa vie pour sauver une statue, un tableau, chefs-d'œuvre de l'antiquité! Le naturaliste, qui chaque jour patiemment accroît ces merveilleuses collections d'insectes ravis aux diverses parties du monde, tressaille en les contemplant, et le botaniste, composant son herbier, est saisi de ravissement à l'aspect des plantes rares et utiles, des minéraux précieux; et plus l'homme pénètre avant dans le domaine de la science, c'est-à-dire plus il est en état d'apprécier la nature, et plus il aime,... plus le sentiment qui tend à l'amour universel, en même temps qu'à l'omniscience et à l'omnivoyance, se développe en lui : et le voyageur, et le chimiste, et l'astronome!! Voyez combien l'homme peut aimer!

23

Voyez-vous que sa vie entière n'est qu'un long et continuel amour, se développant de plus en plus, et que l'amour est la seule passion qui le dirige ; et comprenez-vous maintenant que, si l'homme tend à aimer d'autant plus qu'il recule davantage les limites de son savoir, l'amour de l'homme sur la terre embrasserait l'universalité des choses de ce monde si l'homme était omniscient ? Malheureusement l'homme ne peut en ce moment réaliser l'omniscience que par la mort, en se fusionnant avec la substance universelle qui est Dieu, et c'est seulement alors que son amour, s'affranchissant de la limitation, réalise infailliblement l'amour universel.

Et l'homme, ajouterai-je en terminant, réalisera-t-il un jour, en la vie terrestre et à l'état normal, l'omniscience, l'omniprésence, l'omnivoyance et l'amour universel dans tout le déploiement dont sa nature est susceptible ? en un mot, lui sera-t-il donné, en tant qu'homme, de pouvoir épurer davantage sa matière chaque jour, de façon à jouir à tout instant en l'avenir de ces qualités suprêmes, au plus haut degré de développement possible en son individu ?

Savants, attendez et cherchez ; le magnétisme, croyez-moi, en pourra dire plus long que vous, et il tient en main la clef du problème qui affranchira l'homme des obstacles présents.

MÉDITATION.

Chaque pays a ses produits particuliers, chaque époque a ses hommes et ses phénomènes à part ; mais, de même que l'on rencontre certains produits dans tous les pays, il est des hommes que l'on retrouve à toutes les époques. Ces hommes de toutes les époques, ce sont ces critiques incorrigibles, qui toujours voudraient voir mieux que ce que la société leur offre ; ce sont ces détracteurs permanents qui osent, et je dirai même qui ont l'indignité d'oser nous dire en face que l'égalité devant la loi est... une illusion ! que l'égalité dans nos temples est... un mensonge ! !

Mais il faut vraiment que la raison ait été bien **profondément submergée chez de tels hommes**, que nous ramène chaque jour le reflux d'un océan, qui, si vaste qu'il soit, semble, durant son calme, si facile à enchaîner en son fond...

L'insanité cause évidemment encore le vertige à tous ces hommes lorsque, s'adressant au peuple, ils n'hésitent pas à lui dire que le puissant et le riche recueillent tous les honneurs, excepté... celui que leur peu de courage n'ose lui envier; celui de fertiliser le sol par le travail, et de défendre la frontière quand la patrie est menacée...

Lorsqu'ils ajoutent que le malheureux, content de jouir encore, à l'abri de l'impôt, de la chaleur que lui offre le soleil, paye, durant l'hiver, aux portes mêmes de la forêt, un peu trop cher le bois que gratuitement nous donne le bon Dieu...

O indignité !... Mais il est prophète et prophète, et le peuple ne peut éternellement s'y méprendre.

Saintes familles des peuples, élevez désormais vos pensées vers le Dieu d'amour, et préparez-vous à l'acte de la communion...; étudiez la cause des misères du temps, et, cimentant ensemble une alliance éternelle, après avoir extirpé et détruit le méchant esprit de rivalité qui vous divise encore, espérez en ce Dieu qui, vous unissant un jour, placera pour vous tous l'autel de la patrie au milieu des nations réunies. Alors, sous l'influence de l'amour du prochain et des nobles élans qu'inspire la charité chrétienne, vous verrez le niveau du bonheur s'élever et s'étendre également sur toute l'humanité.

CHAPITRE XVII.

A MES CONCITOYENS.

Quos vult perdere dementat Jupiter,
Sed. . . . .

   Si Tibère, Néron ou Attila, ces fléaux de l'humanité, pouvaient reparaître un jour, le premier devoir
des hommes à intelligence régie par la connaissance
du magnétisme serait de s'unir et relier entre eux,
et de concentrer fortement leur pensée pour, semblables à la foudre, et en vertu de la faculté et de la
puissance de dégagement de leur fluide électrique,
la projeter sur leur palais et les frapper au cœur.

L'AUTEUR.

Je vous ai dit, au chapitre de la non-immatérialité de Dieu, que l'étude, l'intelligence et l'applica-
tion du magnétisme étaient appelées à révolutionner
le monde religieux et politique ; aujourd'hui, 6 mai
1853, ce ne serait pas trop oser que d'ajouter : *et
industriel.* Car on s'est mépris longtemps quant à
ce qui est en bien des choses l'effet de l'existence,
la présence, l'action de l'électricité se dégageant de
l'eau chauffée aussi bien comme de l'air comprimé
et de nos propres organes ; ce dont se trouvent en
ce moment témoins ébahis beaucoup d'entre nous, à
la vue de cette mise en mouvement désignée sous le

25.

nom de *danse des tables, danse des chapeaux*, etc., et l'on en viendra désormais à comprendre facilement que telle force, ou puissance d'action, que jusqu'à ce jour on attribua *bien à tort* à la vapeur d'eau, n'est autre que cette électricité qui se dégage de tout globule qui se forme à la surface de l'eau en ébullition ; l'eau n'étant rien de plus que de l'air condensé et l'air contenant l'électricité en principe. Ce que je vous ai dit alors, je le maintiens en ce moment plus solennel où je m'adresse, non plus à mes lecteurs, mais à mes concitoyens.

Je vous ai dit que le magnétisme était une vérité mère que vous deviez vous hâter d'étudier, et je ne vous ai pas trompés. Et quel intérêt, d'ailleurs, aurais-je à vous tromper? Ne vous ai-je pas déjà servis et défendus au prix de mon sang et de mon corps mutilé, et toutes mes sympathies ne sont-elles pas, n'ont-elles pas toujours été pour l'avénement de votre bonheur? et en cela j'ai fait mes preuves et ne suis pas précisément un inconnu.....

N'allez pas croire non plus que je sois de ces hommes qui, tombés de bonne foi dans une erreur, y demeurent plus ou moins de temps, et même peuvent y mourir sans avoir eu celui de distinguer entre la vérité et l'erreur... Non, le magnétisme a ses effets physiques tellement irrécusables, que quiconque les nie est ignorant ou est de mauvaise foi, s'il n'est en outre, et systématiquement, les deux ensemble.

Je vous ai raconté ma conversion au magnétisme, et vous avez vu qu'il y a dix ans environ j'y étais étranger autant que celui d'entre vous qui s'y trouve, en ce moment, le plus étranger. J'ai été favorisé, il est vrai, par une réponse immédiatement concluante ; mais, si le même avantage ne vous échoit pas incontinent auprès d'un sujet *bien exercé et habitué à des saturations magnétiques toujours les mêmes*, faites que votre patience ne se rebute pas, et marchez à de nouvelles épreuves. Pénétrez-vous de ceci surtout, à savoir : que, si tous les sujets soumis à l'action magnétique ne sont pas immédiatement impressionnables, si tous les sujets somnambules ne sont pas d'une lucidité parfaite, si enfin tous les magnétiseurs que vous rencontrerez ne sont pas d'une bonne foi scrupuleuse, le magnétisme et ses effets si hautement réputés n'en sont pas moins une vérité incontestable que vous rencontrerez infailliblement en la poursuivant de vos recherches.

Il y a six ans à peine que j'ai écrit les premiers mots de ce livre, sans savoir, sans qu'il m'ait été donné de penser que j'oserais un jour produire un livre : mon instruction avait été faible dans ma jeunesse, bien faible, et elle est très-faible encore, mais mon intelligence s'est ouverte à l'aspect des vérités magnétiques, et mes convictions et mes principes se sont assis en même temps d'une façon inébranlable.

Faites donc comme moi, mes chers concitoyens, et songez que si la solidité des principes et même des gouvernements, ainsi qu'en 1847 le fit entendre un jour l'ex-député de Mâcon dans une éclatante déclaration de principes, ne peut porter que sur des vérités complètes, le magnétisme, par son étude, en vous rapprochant incessamment de Dieu, vous offrira, à l'égard de toutes choses, le complément des vérités incomplètes.

Une fois que le cœur s'abandonne aux élans de l'amour de l'humanité, Dieu nous donne la force de tendre à la réalisation de nos désirs par *tous* les moyens que la nature comporte.

Je me suis senti grandir à mes propres yeux et j'ai vu mon horizon s'élargir sous le souffle tout puissant de ces magnifiques paroles empruntées à un passage de cette sublime déclaration de principes de l'illustre Lamartine, que je retrace en terminant.

Ce qu'il a dit si harmonieusement, touchant la vérité politique, peut à juste titre s'appliquer à la vérité scientifique. Pour lui, la vérité politique, c'est le peuple; aussi bien comme, par rapport à la science, la vérité scientifique est la nature.

Ces belles paroles, qui demandent à être buri-
nées partout et méditées toujours, les voici :

« La vérité politique pour nous, ce n'est ni le
« trône, ni la dynastie, ni l'aristocratie, ni le clergé,
« ni l'armée, ni la bourgeoisie, ni la démagogie, ni
« le parlement; c'est le peuple. C'est la raison, le
« droit, l'intérêt, la volonté, de trente-cinq millions
« d'habitants, sans en exclure, sans en préférer et
« sans en privilégier aucun, apportant chacun avec
« eux leur titre de souveraineté morale signé au
« ciel dans leur titre d'homme, contre-signé sur la
« terre dans leur titre de citoyen, et dont le droit,
« la capacité et la volonté, exprimés et régularisés,
« forment ou doivent former ce qu'on appelle gouver-
« nement. En un mot, nous sommes démocrates
« comme la nature et comme l'Évangile. La vérité
« est pour nous la démocratie organisée en société
« civile et en gouvernement politique. Tout le reste
« est fiction, sophisme, mensonge, tyrannie. La fic-
« tion n'a qu'une apparence, le sophisme n'a qu'une
« face, le mensonge n'a qu'un temps, la tyrannie
« n'a qu'une arme qu'on lui brise tôt ou tard dans
« la main. Les gouvernements vraiment solides ne
« peuvent porter que sur une vérité complète. Le
« gouvernement démocratique sera le gouvernement
« éternel de l'avenir vers lequel nous marchons :
« telle est notre foi. »

NOTE ADVENTICE.

DE LA DANSE DES TABLES.

Au moment où je reçois l'épreuve de la dernière feuille de cet ouvrage, plusieurs journaux, et notamment la *Presse* du 30 avril et du 4 mai, entretiennent leurs lecteurs du fait de la *danse des tables* et de la *danse des chapeaux*. Voilà donc les savants, ces vrais moutons de Panurge, ces gens toujours du lendemain, qui, sommés d'expliquer ce qui est aujourd'hui l'objet des plus grandes préoccupations, se trouvent pris au dépourvu, et baissent piteusement leurs longues oreilles pour s'être obstinément tenus en dehors du magnétisme et refusés à l'étude de ses intéressants phénomènes, depuis si longtemps signalés à leur attention toujours indifférente.

Homme *de la veille*, dois-je oser espérer que messieurs *du lendemain* voudront bien ne voir dans la cause de ce phénomène autre chose qu'un dégagement de cette somme d'électricité animalisée et intentionnalisée, propulsive ou attractive, suivant sa volonté, que l'homme est susceptible d'accumuler en lui et que l'on décore du nom de *force, fluide vital*, etc.?

Dans mon *Guide des incrédules*, qui a paru vers la fin de 1852, et dans lequel je n'ai fait qu'estomper bien des idées, j'ai produit un petit chapitre intitulé *Force et attraction;* dans le cours du présent ouvrage, on a pu lire, au chapitre des *Lignes de type perçues par les somnambules*, un renvoi extrêmement intéressant relativement au rôle de l'électricité animalisée dans les phénomènes magnétiques et somnambuliques. J'ai écrit ce renvoi après coup, et lorsque j'allais remettre mon manuscrit à mon éditeur, me proposant d'en dire un peu plus long lorsque l'occasion m'en serait donnée par la publication d'un autre ouvrage. Fasse Dieu que je sois devancé dans cet immense steeple-chase, qui..., je le sens, va s'ouvrir. Fasse Dieu aussi que ces bons messieurs du lendemain, ces bons docteurs et savants tout penauds, vieux réfractaires systématiques et impitoyables qu'ils ont toujours été (1), qui vont

(1) On me demandera, sans nul doute, pourquoi je parle d'une façon si peu révérencieuse d'hommes dont beaucoup, bien que confondus avec gens de nulle valeur, sont pourvus d'un mérite réel et parfois transcendant; hommes que l'opinion publique, peu clairvoyante, environne tous indistinctement d'une profonde considération. Mon Dieu! je répondrai que je respecte toutes les individualités et même en honore beaucoup; mais je sens aussi combien souvent l'esprit de corps a besoin d'être rudement châtié, entraînés que sont

venir à nous de tous les coins de la France, la confusion dans les yeux et sur les lèvres, nous donnant

toujours les corps savants par des majorités formées, il faut bien en convenir, d'individualités ineptes autant que vaniteuses et obscurément systématiques.

Si Molière pouvait reparaître à notre époque, il sentirait, dans le milieu supérieur qui nous est donné, et en présence des mêmes griefs, l'insuffisance des sarcasmes énergiques qu'il employa en son temps, et en forgerait de nouveaux. Eh ! puis-je me montrer courtois lorsque je pense que ces hommes, que l'humanité bienveillante place à sa tête en leur donnant pour mission de veiller sur elle et de la protéger de leurs études, ces hommes, dis-je, ont nié la circulation du sang et se sont opposés à la vaccine? puis-je être courtois envers eux lorsque m'apparaissent, tandis que j'écris, les ombres de Galilée, de Christophe Colomb, de Fulton !..., tandis que je vois encore, de nos jours, ce déni de justice dont ont à souffrir Remy, touchant la pisciculture; Charles Emmanuel, relativement à l'astronomie ; en même temps qu'il m'est pénible de penser qu'en 1855, les frères Barrat, les *inventeurs de la charrue à la vapeur*, ne peuvent rencontrer, malgré les instantes recommandations d'hommes spéciaux, une protection égale à celle qui, il y a vingt ans bientôt, s'attacha au mérite de Daguerre; égale à celle dont Louis XVI honora la vaccine et l'importation de la pomme de terre...; lorsque je sais combien d'apôtres du magnétisme ont été voués au sarcasme par les prétendus savants; combien d'entre eux ont été vilipendés, traînés sur la claie, traduits devant les tribunaux, condamnés à la prison comme charlatans, sorciers ou escrocs; lorsque je sais combien, toujours conscient de ce que je faisais et écrivais,

force poignées de mains et nous sollicitant humblement de les enrôler comme adeptes sous la bannière de nos sociétés magnétiques ; fasse Dieu, dis-je, qu'ils reconnaissent enfin que dans tous les cas d'apoplexie, commencement de paralysie, convulsion, danse de Saint-Guy, épilepsie, affections nerveuses, il n'y a rien autre chose en principe que la manifestation d'un besoin de dégagement normal d'une trop grande somme d'électricité animalisée, fluide vital accumulé en trop grande quantité dans telle ou telle partie de notre être ; et que de simples passes magnétiques, ayant puissance aimantive et conductrice, sont toujours, lorsqu'elles sont faites à temps par un homme pourvu d'une puissance magnétique convenable, suffisantes à remédier presque instantanément aux accidents que je signale.

il m'a fallu sentir d'énergie en moi pour m'élever au-dessus de l'opinion, devant trouver dans ma puissance de conviction et la force de maudire des hommes insensés et caustiques, et celle de les attacher un jour au pilori de l'opinion publique !

Ce jour est venu, et je sens que mon sang bouillonne au souvenir des luttes soutenues. Homme de la veille, je vois les masques et connais la tactique des hommes du lendemain pour les avoir rencontrés, toujours les mêmes, sur plus d'un champ de bataille. Aujourd'hui, de nouveau, je plante mon drapeau, et, visière levée, le plante hardiment, car c'est toujours celui du progrès.

24

Les hommes de ce siècle produisent des phénomènes que ceux des siècles antérieurs n'auraient
pu produire; ceux des siècles futurs en produiront
bien d'autres!... Et tel aujourd'hui se croit un aigle
qui demain sera traité de sot perroquet. Plus on
défrichera, plus on abattra de forêts, plus il y aura
dans l'espace d'électricité à l'état libre, et plus les
hommes en absorberont et en vitaliseront. De là, se
produiront des phénomènes magnétiques dont,
comme aujourd'hui, l'électricité est et sera le principe, lesquels étonneront profondément.

L'électricité étant dans l'air, toute chose étant
perméable à l'air, et toute chose contenant de l'é-
lectricité en plus ou moins grande quantité, il advient que sous la pression de celle qui, sous l'influence de notre volonté, se dégage de nous et pénètre une table, ce principe se trouvant accumulé
trop abondamment dans ce meuble, il s'en dégage à
son tour, et l'entraîne dans le mouvement de rotation qu'on lui voit décrire.

Lorsque, ayant ou non mis un sujet en somnambulisme, nous le soumettons à l'épreuve de l'attraction ou de la répulsion, n'est-ce point par suite d'addition et d'incarnation en lui de notre fluide électrique, principe de vie et de volonté?

Lorsque, l'ayant mis en somnambulisme, nous
dirigeons au loin l'extensibilité de ses sens, n'est-ce

point un effet de jeu et de propulsion d'électricité animalisée?

Lorsque nous soumettons à tous nos caprices les mouvements dont son corps est susceptible, n'est-ce point l'effet d'un déversement d'électricité animalisée, saturée en nous d'un principe aimantif ou magnétique?

Lorsqu'en présence de celle qui nous inspire, ou sous le coup d'un besoin ardent, certain organe est sollicité ou importuné subitement par d'énergiques érections, n'est-ce point là le déplacement de cette électricité, principe et manifestation de vie animalisée, qui nous conduit à la reproduction de l'être par l'être, au moyen même de l'inoculation de cette électricité, *principe de vie et de reproduction?*

Dieu, qui est l'intelligence en principe, ayant horreur de l'obscurité et du vide, qui sont le néant, fit la lumière, dont se dégagea la chaleur, donnant ensemble naissance à l'électricité, qui n'est autre chose que ce que nous appelons mouvement (1); car l'électricité occasionne le mouvement, qui à son tour dégage continuellement l'électricité, et c'est de cette continuelle mise en jeu que dérive la per-

(1) Voir dans mon dernier ouvrage sur le magnétisme, publié à la fin de 1852, et intitulé : *Guide des incrédules*, ce que je dis au chapitre VI, traitant de l'origine du mouvement.

pétuité du mouvement : puis intelligence, lumière, chaleur, électricité, s'étendirent dans l'espace. Le néant *était*, c'était le résultat de vapeurs humides, conduites à l'état vaseux et tourmentées par l'*esprit intelligent* de fermentation génératrice ; ce fut la matière à l'état de limon ; mais l'esprit intelligent prima le néant, et, après avoir créé lumière, chaleur et électricité, il agita le limon, et la substance universelle fut, à l'état de fluide éthéré, étendue dans l'espace à l'effet d'entretenir la lumière, la chaleur et l'électricité, et, en cet état éthéré, elle devient corrélative de l'*esprit-Dieu-intelligent*. Confondue avec ses sœurs également éthérées, elle concourut à la création de tout ce qui fut, alors que Dieu eut séparé et solidifié le limon. Pour créer ce qui *est*, Dieu, substance universelle inconcrète, ayant puissance de condensation et de concrétion, distribua, dans des proportions diverses, la lumière, la chaleur et l'électricité, en raison de l'aspect et de l'utilité qu'il lui convint de donner aux choses. Tout atome, toute particule de matière fut saturé d'intelligence, manifestée par sa puissance d'affinité et de cohésion ; mais les animaux, mais l'homme surtout, furent dotés d'organes qui leur permirent d'absorber au sein de la substance universelle, et en raison de leur conformation relative, une somme plus grande d'intelligence ; de même que minéraux et végétaux absorbent les rayons colorants. C'est cette intelligence qui chez les animaux imprime le mouvement, c'est-à-dire met en jeu la virtualité de l'électricité, *selon ce qu'ils en possèdent*. Mais la différence entre Dieu et ce qu'il lui a plu de créer, c'est que Dieu est *a priori* principe et plénitude de l'intelligence, tandis que nous tous, formés de la substance universelle qu'il régit, et qui lui est inhérente aussi bien que la lumière, la chaleur et l'électricité, nous participons plus immédiatement de la substance universelle. de la lumière, de la chaleur et de l'électricité, puis, mais seulement *a posteriori*, de l'intelligence ; le tout mesuré dans des proportions différentes à chaque espèce et individualité. En nous reproduisant sous l'incitation du désir et de l'action, nous dégageons tout à la fois lumière, chaleur, électricité, et inoculons ainsi le principe de vie matériel ; mais, à mesure que la matière se développe et que les organes se forment, l'intelligence qu'ils sont susceptibles d'absorber se manifeste tant par le mouvement ou mise en jeu de la virtualité de l'électricité, que par l'instinct, l'esprit et le génie.

Enfin, lorsque nous entrons en grande colère, ne sommes-nous pas, — tant soit peu alors semblables à cette table, — *emportés* par cet afflux d'électricité qui tout à coup se dégage de nous? et, de même que la colère de l'un provoque généralement la colère de l'autre, ce qu'il y a de très-curieux, *mais surtout de très-remarquable*, c'est que, lors du mouvement de rotation qui lui est imprimé, la table ensorcelée entraîne dans son mouvement les assistants qui l'environnent, à l'instar de ce qui se passe dans le monde des astres. Ce dont probablement notre jeune et tant estimable concitoyen, Charles Emmanuel, se chargera prochainement de nous retracer la cause, à son point de vue, car, tout se liant dans la nature, ce dont on est témoin aujourd'hui a aussi bien son rapport avec l'imposant mouvement des astres comme avec cette *toupie* qu'adolescents nous mettons en mouvement, ce *tonton* qu'étant enfants nous faisions tourner... Mais... mais... vous autres, savants du vieux monde, vous saviez tout, vous qui avez renié les forces du magnétisme, vous saviez tout, hormis cela.

Eh bien! maintenant, messieurs, à l'œuvre, et du courage; empressez-vous à rattraper le temps perdu. Les magnétiseurs, ces misérables charlatans du progrès, vous ont laborieusement ouvert la voie; précipitez-vous en avalanches, mais comptez cependant qu'ils auront toujours les yeux sur vous.

10 mai 1855.

MÉDITATION.

FÉCONDATION ATMOSPHÉRIQUE.

Alors que des hommes succombent pour une sainte cause dont ils se sentent ardemment épris, non-seulement leur sang féconde le sol sur lequel il est répandu, mais encore toutes les molécules organiques, entrant bientôt en dissolution, sont absorbées dans l'air atmosphérique saturé de leur exhalaison, et, ressaisies sous forme d'atomes, chacun s'en assimile, à son insu, une somme intelligente plus ou moins manifeste.

Apôtres du christianisme, martyrs de l'idée, vous tous dont, tant de fois, on jura l'extermination, le supplice a constamment centuplé votre nombre !... C'est que, dans la continuelle régénérescence progressive de la nature et de la société, l'ordre nouveau devant toujours succéder à l'ordre ancien, il n'est pas une idée, tombant du ciel sur la terre, qui ne doive suivre sa loi de développement.

Élevons la génération présente dans des pensées d'amour et des désirs d'étude, et ces sentiments qui se développeront en elle, étant continuellement radiés par elle, envelopperont le monde et le pénétreront. Alors nous arriverons, en dehors de perpétuelles secousses, à améliorer les conditions actuelles de l'humanité.

CHAPITRE XVIII.

AUX HOMMES INITIÉS AUX SCIENCES EXACTES.

Je m'arrête, et ai rempli ma tâche aussi intelligi-
blement que mes faibles connaissances de toutes
choses me l'ont permis. Je ne puis aller plus loin,
sinon je courrais risque de semer partout la diffusion devant moi ; mais je ne puis terminer sans ad-
jurer les hommes sérieux et philosophes, qui possèdent la clef des sciences, physique et mathémati-
que, en même temps que de vastes connaissances
astronomiques, d'étudier avec la plus grande attention les lois qui président à l'attraction et à la formation des corps, à l'existence et aux divers rôles
de l'électricité (1). Ces sciences, ramenées au point

(1) Dans mon *Guide des incrédules* se trouve un chapitre
intitulé *du Mouvement*, lequel traite de l'origine du mouvement. Pour moi, mouvement et électricité sont tellement corrélatifs, tellement inséparables l'un de l'autre que, soit que je
dise origine du mouvement ou origine de l'électricité, il y a
synonymie.

de vue du magnétisme, doivent faire découvrir un jour tout un système d'affinités et de fusionnement dont on ne se doute même pas : là pourtant gît l'explication de bien des phénomènes incompris.

Le soleil est le plus puissant foyer de l'électricité, ses rayons la répandent dans l'espace et en saturent surtout les nuages qu'ils traversent ; de là ont lieu, sous l'influence de leur compressivité, ces décharges dénommées éclats de la foudre. L'eau des mares et des étangs dans laquelle se baignent les rayons du soleil contient aussi beaucoup d'électricité. L'eau des rivières et l'eau de mer, pour en contenir moins relativement, en contiennent encore beaucoup, car l'eau est toujours un immense réservoir d'électricité.

L'électricité se dégage de l'eau à l'état d'ébullition ; mais, lorsqu'elle s'en est dégagée, l'eau augmente en densité et devient d'une digestion difficile. C'est pour remédier à cela qu'après avoir distillé de l'eau de mer sur nos navires, afin de la rendre potable, nous sommes conduits à la nécessité de l'agiter fortement, de la battre, pour que l'air ambiant puisse lui rendre ce principe d'électricité dont elle a été privée par l'ébullition. Dans les chaudières des machines à vapeur, ce n'est donc pas la vapeur d'eau *qui est une force* ; car cette vapeur n'est autre chose que la cause qui vient en aide au dégagement du principe de force contenu dans l'eau, lequel s'en dégage sous l'influence de l'ébulition : *ce principe de force, c'est l'électricité.*

La science a, dit-on, ses préjugés aussi bien que l'ignorance ; cela est vrai ! Le magnétisme marche, et les vérités qui en ressortent sont répandues et propulsées chaque jour. Le public s'occupe avec un intérêt immense de cette science nouvelle, et bientôt ce sera lui qui décidera auxquels en cela il doit accorder le plus de confiance, à savoir : d'hommes nouveaux qui lui démontrent des vérités qu'il touche, ou de soi-disant savants qui, remplis d'inconséquences, nient, de propos délibéré, ce dont autrement ils devraient avoir honte de ne s'être pas occupés ; ou, encore, de médecins plus ou moins haut placés dans leur art, et qui, ne pouvant plus étudier, et surtout craignant de déchoir en découvrant leur insuffisance, ont pris le systématique parti de nier quand même.

TABLE.

FIN.

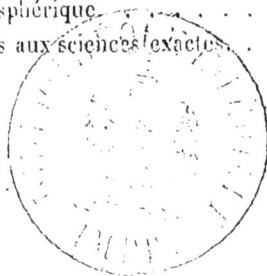

MAGNÉTISME- SOMNAMBULISME

MANUEL ÉLÉMENTAIRE

DE L'ASPIRANT

MAGNÉTISEUR

PAR

J. A. GENTIL

MEMBRE DE LA LÉGION D'HONNEUR, ETC.

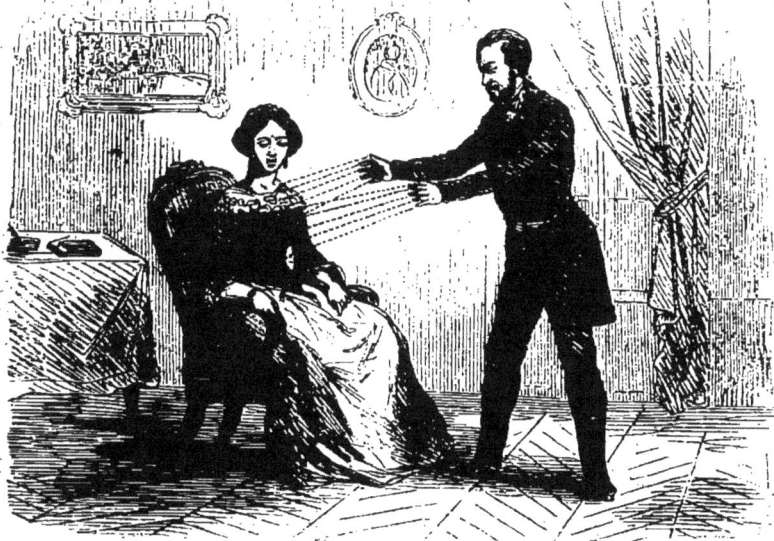

PARIS

E. DENTU, LIBRAIRE-ÉDITEUR

PALAIS-ROYAL, GALERIE VITRÉE, 15

ET CHEZ L'AUTEUR, 7, RUE DU 29 JUILLET,

En son Cabinet d'Expériences et de Consultations magnétiques.